专 家 谈 病 系 列

专家解读
常见肾病

主 编 吴永贵

编 者（按姓氏笔画排序）

卫 洁　王 东　王 娟　司 丽
左江乐　李新玉　李媛媛　许思敏
何 喆　汪 燕　吴启美　张 瑾
张书通　张雪静　范 哲　周 舟
姜 玲　赵 晶　黄丹丹　曾涵虚
蔡建月

U0393035

时代出版传媒股份有限公司
安徽科学技术出版社

APGTIME
时代出版

图书在版编目（CIP）数据

专家解读常见肾病 / 吴永贵主编. --合肥:安徽科学
技术出版社,2020.4(2021.7 重印)
　ISBN 978-7-5337-8167-5

　Ⅰ.①专… Ⅱ.①吴… Ⅲ.①肾疾病-防治-普及读
物 Ⅳ.①R692-49

　中国版本图书馆 CIP 数据核字(2020)第 032263 号

专家解读常见肾病　　　　　　　　　　　　　　　　主编　吴永贵

出 版 人：丁凌云　　选题策划：黄　轩　聂媛媛　　责任编辑：黄　轩
责任校对：张　枫　　责任印制：廖小青　　　　　　装帧设计：武　迪
出版发行：时代出版传媒股份有限公司　　http://www.press-mart.com
　　　　　安徽科学技术出版社　　　　　　http://www.ahstp.net
　　　　　(合肥市政务文化新区翡翠路 1118 号出版传媒广场,邮编:230071)
　　　　　电话：(0551)63533330
印　　制：安徽芜湖新华印务有限责任公司　　电话:(0553)3916126
(如发现印装质量问题,影响阅读,请与印刷厂商联系调换)

开本：710×1010　1/16　　印张：8　　　　字数：200 千
版次：2020 年 4 月第 1 版　　2021 年 7 月第 3 次印刷

ISBN 978-7-5337-8167-5　　　　　　　　　　定价：30.00 元

序　言

肾，水藏也。从肉，臤声。——《说文》

肾脏是人或高等动物的主要排泄器官，位于腰椎骨两旁。

肾脏病号称"沉默的杀手"，初期患者并不会出现不适，一旦出现水肿、恶心、全身乏力等报警信号时，肾脏功能已受损。这也是不少患者到医院首诊时，肾脏病已进入中晚期，甚至已进展至尿毒症的原因。

肾脏病"青睐"老年人，同时"喜欢"年轻人。我国成年人群患慢性肾脏病的概率为 10.8％，但对此病的知晓率不足 10％。也就是说预计我国有 1.195 亿慢性肾脏病患者，但超过 90％的人并不知道自己已经患上了慢性肾脏病，而对于后期的检查、治疗更是一无所知。那么，如何及早发现肾脏病，防治肾脏病呢？基于此，本书应运而生，旨在介绍防治肾脏病的科普知识，提高社会对肾脏病的认识。这既是传播防病治病理念的需要，也是身为肾脏病医师的使命。

在保证科学性的基础上，这本书撷取患者的就医经历，结合患者的疾病状态、精神因素等，以患者向医生叙说的表达形式引入，内容通俗易懂。从"常见症状与检查"开始，然后分析了"常见肾脏疾病"，再讲述"急慢性肾衰竭及治疗"，最后回到肾脏病患者的饮食、药物及管理等问题上，详细且完整地阐述了肾脏疾病的相关知识。

这是一本深入浅出、科学实用的医学科普书，医生依据自己的专业知识，帮助患者了解肾脏病的发病过程及治疗选择，普及肾脏病的防治知识，将有助于在医生、患者及家属之间进行更深层次的沟通,在充分尊重患者的基础上提供更人性化的医疗服务。

在此,我向参加本科普书编写的所有人员表示衷心的感谢。希望本书能够为慢性肾脏病的科普工作做出微薄贡献,希望我们的努力能为广大肾脏病患者提供科学实用的知识,给他们带来更多的福祉。由于时间仓促、水平有限,不足之处敬请广大读者批评指正。

吴永贵

2020 年 1 月

目　　录

第一章　症状及检查

据最新统计,目前世界上肾脏病患者已超过 5 亿,慢性肾脏病已成为威胁人类健康的重要卫生问题。慢性肾脏病不仅影响患者的生活质量,而且会给家庭增加经济负担。大约每 9 个人中就有 1 个肾脏病患者。但肾脏病起病隐匿,不易被发现。多数人仅知道腰痛、腿肿需要看肾脏内科,而不知道肾脏病还可以表现为血压升高、夜尿增多、恶心呕吐、贫血甚至心功能不全等全身性病变。许多肾脏病最终被发现,多已不可逆。那么如何早期识别慢性肾脏病,本章将一一讲述。

一、慢性肾脏病的早期信号有哪些?

在肾内科病房,经常有患者问:"我几乎没有生过病,为什么一来医院就被查出尿毒症了?"他们甚至无法接受现实。虽然肾脏受到损害往往悄无声息,被称为"沉默的杀手",但是细心关注身体的变化时,常常可以捕捉到一些肾脏发出的求救信号。

1. 出现肿泡眼,腿粗了

不少患者会发现早上起床时眼皮肿胀,成了肿泡眼。穿鞋时感觉脚变大了,双下肢也变粗了。其实这是肾脏病特征性的表现——水肿。如果出现晨起眼睑、面部水肿,午后消退;或者劳累后出现身体低垂部位如脚踝、双下肢水肿,用手指按下可有凹陷,就需要及时去肾内科就诊。

2. 小便中有泡沫且长时间不散

当尿液中出现泡沫,可能肾脏出现了问题,无法正常扮演"清道夫"的角色。特别是体检单上尿常规出现蛋白质"＋"号,意味着有肾病的可能。所以如果小便后发现尿液与往常不同,有很多持续不散、细密的泡沫,应该及时去医院查个尿常规,咨询肾内科门诊。

3. 小便颜色改变

正常的尿液为澄清的淡黄色,喝水较多时尿就像白开水一样。当尿液变成浓茶色、酱油色或者浑浊如淘米水样时,需要第一时间去医院就诊。

4. 尿量改变,夜尿增多

正常成人一天 24 小时的尿量在 1 000～2 000 ml。当一天的尿量小于 400 ml 叫作少尿,小于 100 ml 称作无尿,大于 2 500 ml 叫作多尿。无论尿量增多还是减少都是肾脏病的表现。

正常成人夜间一般不排尿。如果夜尿次数达 2～3 次或更多(特别是年轻人夜尿次数多),就是肾脏病的早期信号。

5. 尿频、尿急、尿痛

"尿频、尿急、尿痛"是电视药品广告中经常出现的词,这是我们的排尿系统发生感染的特征表现。如果在尿频、尿急、尿痛的同时还有发热、颤抖、头痛、腰痛等,就可能是肾脏出现了感染。要及时就诊肾内科门诊,千万不要自行买药哦。

6. 腰痛

由于工作劳累,很容易出现腰酸、腰痛的症状,很多人觉得是因为过度劳累,而忽视了肾脏病的可能。中医认为"腰为肾府",腰为肾脏的家,所以肾脏出现问题会影响到腰。当出现腰部酸痛不适、隐隐作痛或持续性钝痛时,应及时去医院就诊,警惕有无肾病。

7. 食欲减退、恶心呕吐、呼气带尿味、皮肤瘙痒等

没有基础消化系统(如胃肠道)疾病,无缘无故出现食欲减退、恶心呕吐、呼气带异味时,一定要注意是不是肾脏出现了问题。

8. 突然出现高血压

肾脏损害导致不能及时地"排水",体内液体增多,导致血压增高。当突然出现血压升高,特别是年轻人,排除原发性高血压和家族遗传性高血压后应警惕是否有肾脏疾病。

二、出现这些症状，我真的患了肾脏病吗？

1. "肿" 于不同

（1）心源性水肿：常有心脏基础疾病，多伴有胸闷心慌、咳嗽咳痰等症状，首先出现于下垂部位，呈对称性、凹陷性水肿。

（2）肝源性水肿：常有肝脏基础疾病，多伴有皮肤及巩膜黄染、腹胀纳差等症状，水肿多位于踝部，颜面部及上肢常无水肿。

（3）营养不良性水肿：常有肿瘤等慢性消耗性疾病，先有体重减轻，从下肢开始向上蔓延。

（4）代谢性水肿：因疾病不同而水肿特点不同。

2. 不同的 "泡沫"

（1）假性"泡沫"：混入其他体液（血液、脓液、月经、精液、前列腺液等）、尿液放置时间过长、淋巴回流受阻、药物影响等都可影响尿检结果，因此应将尿标本规范留取、尽快送检。

（2）"生理性"泡沫：多有高温、剧烈运动、发热等诱因引起蛋白质排泄一过性增加，为短暂可逆性，需动态随诊。

（3）"体位性"泡沫：见于部分青少年，直立时出现，卧位时消失，此类患者需长期随访。

（4）"病理性"泡沫：需至肾脏专科门诊随访。

3. 五颜六色的小便

（1）食物色素影响：如火龙果、甘蓝等影响尿液颜色。

（2）药物影响：不同药物可使尿液呈不同颜色，可咨询专科医师进行鉴别。

（3）乳白色尿液：俗称"牛奶尿"，医学上称为"乳糜尿"，常见于丝虫病、结石及肿瘤等，会压迫肾脏周围淋巴管，导致淋巴液回流受阻。

（4）酱油色尿液：常因剧烈运动或长时间行走后肌肉溶解引起，也可见于血液系统疾病。

（5）浓茶样尿液：常见于肝病患者或长时间缺水者。

4. "控制不住"的小便

（1）前列腺出了问题：多见于老年男性患者，前列腺增生或炎症引起排尿等待及次数增加，常有尿流细、尿不尽、尿分叉等现象。

（2）脑垂体出了问题：多见于尿崩症，表现为烦渴、喜饮水，每日尿量在4000 ml以上。

5. "痛"点不同

（1）肌肉、骨骼病变：常见有腰部骨质增生、椎间盘突出症、腰椎骨折、椎管肿瘤等。

（2）盆腔病变：常见有子宫、附件及周围韧带等疾病，女性生理周期也可出现，但需警惕病理性改变。

6. "胃口"去哪了？

（1）消化系统疾病：如胃肠道息肉、肿瘤、溃疡、炎症等。

（2）慢性消耗性疾病：如慢性炎症、恶性肿瘤等。

（3）内分泌代谢疾病：如甲状腺功能减退、肾上腺皮质功能减退等腺体功能减退。

（4）精神心理疾病：如厌食症、抑郁症等。

7. 控制不住的"血压"

（1）继发性高血压：除肾实质及肾血管因素外，原发性醛固酮增多症、嗜铬细胞瘤、库欣综合征等均可引起血压升高。

（2）诊所高血压：患者常因精神紧张以致在诊室测量血压升高，而在家中自行测量血压正常，应以家中测量血压为准，但需加强随访观察。

（3）原发性高血压：病因尚未明确的血压升高，多有高血压家族史。

三、哪些人容易患肾脏病呢？ 如何让你的肾脏"芳华永驻"？

发现早期信号和检验报告出现异常时，我们的肾脏往往已经受损。"上医治未病"，我们需要在肾病出现之前，将它扼杀在摇篮里。那么哪些人更容易患肾脏病呢？

1. 糖尿病患者

糖尿病是以血糖升高为特征的代谢性疾病。根据病因不同，临床分为1型糖尿病、2型糖尿病和其他类型的糖尿病。糖尿病患者最常见的首发症状是多饮、多食、多尿，伴有消瘦，检查发现患者空腹血糖升高≥7.0 mmol/L或随机血糖≥11.1 mmol/L或葡萄糖耐量试验（OGTT）2小时血糖≥11.1 mmol/L，即可诊断。但并不是所有的患者都有典型的临床表现，对于有家族史、年龄超过45岁、超重或肥胖的、长期服用糖皮质激素的患者需重点排除。此外，部分患者以酮症酸中毒、腹痛等非特异症状为首要表现，应警惕。

随着生活水平的提高，糖尿病患者的数量越来越多。30%～40%的糖尿病患者将发展为糖尿病肾病，特别是糖尿病病史5年以上的患者。糖尿病患者发生肾脏损伤早期往往没有任何不适，大部分患者只注意血糖的高低，糖尿病引起的肾脏损害还未引起患者足够的重视。糖尿病患者应早期就诊肾脏内科门诊进行评估，检查指标出现异常时应立即去肾脏科进行诊治，以免延误病情。

2. 高血压患者

高血压是以体循环动脉压升高为特征的心血管疾病。根据病因不同，分为原发性高血压和继发性高血压。高血压定义为未使用降压药物的情况下诊室收缩压≥140 mmHg和/或舒张压≥90 mmHg。根据血压升高水平，分为1～3级。1级是指收缩压在140～159 mmHg和/或舒张压在90～99 mmHg。2级是指收缩压在160～179 mmHg和/或舒张压在100～109 mmHg。3级是指收缩压≥180 mmHg和/或舒张压≥110 mmHg。单纯收缩期高血压≥140 mmHg和舒张压＜90 mmHg。

肾脏是高血压病靶器官损害的主要受累器官，所以控制血压达标与稳定对保护肾脏极为重要。在正规合理应用降压药的同时，还要注意钠盐摄入、体重控制、体育锻炼等。高血压患者应定期检测尿常规、肾功能等指标。平时注意排尿习惯及尿液性状，建议早期前往肾脏科门诊咨询进行干预。

3."富态"人群

随着国民经济条件的改善,山珍海味已经成为餐桌日常。越来越多的人出现肥胖、血脂增高、痛风发作等,医学上称之为代谢综合征。代谢综合征的中心环节是肥胖和胰岛素抵抗。诊断标准如下:①中心型肥胖和/或腹型肥胖:腰围男性≥90 cm,女性≥85 cm;②高血糖:空腹血糖≥6.1 mmol/L或糖负荷后2小时血糖≥7.8 mmol/L和/或已确诊为糖尿病并治疗者;③高血压:血压≥130/85 mmHg和/或已确诊为高血压并治疗者;④空腹三酰甘油≥1.7 mmol/L;⑤空腹高密度脂蛋白<1.04 mmol/L。肥胖人群肾脏的脂肪含量增加,脂肪沉积在肾脏的各个重要结构,影响肾脏的正常工作。高脂血症患者的全身动脉都可能出现斑块,血液"浓稠",导致供养肾脏的血管血液循环障碍,引起肾脏损害。类似的,血液中高浓度的尿酸沉积在肾脏会造成炎症和破坏。多项研究表明,代谢综合征是普通人群发生慢性肾脏病的重要因素。因此,出现代谢综合征的人群需要改变生活方式,要有健康合理的饮食和必要的体育锻炼。长期处于这些"富态"的人群要早期关注自己的肾功能,可去肾内科门诊进行咨询。

4.有肾脏病家族史

家族中(特别是直系亲属)有肾脏病,其他成员患肾脏病特别是慢性肾脏病的概率要比无家族肾病人群高数倍。所以这类人也应定期做肾脏方面的检查。

5.乱吃药的人

俗话说"是药三分毒",作为人体的"清道夫",体内大部分代谢废物从肾脏排出。很多患者身体出现问题时不去医院,自行买药,相信一些偏方。长期乱用药物很多时候会导致肾脏损害甚至肾衰竭。一些常见的药物对于不同个体也可能会有肾毒性。所以广大患者一定要去正规的医院就诊,切勿相信一些偏方。使用药物时如出现恶心、呕吐、乏力、排尿异常等不适,要警惕是否损害了肾脏。

6.长期接触化工原料等有毒物质

有调查显示,在油漆厂、橡胶厂、化工厂工作的工人患肾脏疾病的概率要比其他职业的人群高。长期接触化工原料、有毒物质对于肾脏也会产生极大的毒性。职业暴露人群应该密切关注以上方面,定期进行体检。

7. 不良的生活习惯

随着经济发展和生活工作节奏的加快,一些不良的生活习惯也成为隐形的肾脏杀手。不爱喝水,饮料代替白开水,只吃肉食,饮食太咸、油腻、高糖都会加重肾脏的负担,可能会造成肾脏损害。吸烟、熬夜、不适当的运动、工作压力太大都可能直接或者间接地导致肾损害甚至肾衰竭。由此观之,爱护肾脏需要我们坚持健康的工作生活方式,高强度工作的人群也应该定期体检,关注自己的肾功能。

8. 身体出现水肿一定是肾脏出了问题吗?

当水肿时患者伴有活动后心慌胸闷、睡觉时不能平躺等表现,可能是心脏出了问题,建议去心血管专科就诊。

若除了水肿,还伴有全身皮肤发黄、腹胀等症状,可能是肝脏出了问题,建议去肝病科就诊。

当水肿的同时伴有明显消瘦、皮肤萎陷等症状,可能是同时有营养不良,常见于恶性肿瘤、慢性腹泻、结核病、血液系统疾病等慢性消耗性疾病,建议去相关专科门诊就诊。

若除了水肿,还有畏寒、记忆力减退、皮肤干燥粗糙、体重增加等表现,可能是您的内分泌代谢系统出了问题,建议去内分泌专科就诊。

四、你了解你的肾脏吗? 肾脏病患者需要做哪些检查?

在上述的描述中,我们可以从身体出现的一些"信号"初步知道自己的肾脏是不是出现了问题,但这些是不是因为肾脏的损伤造成的,肾脏的损伤有多严重,还需要借助一些检查来帮助我们更好地了解肾脏,比如尿常规、肝肾功能、电解质、肾脏 B 超及肾脏穿刺等。下面将对这些辅助检查一一介绍。

1. 小便化验能发现肾脏病吗?

(1)颜色与透明度:正常尿液的颜色澄清、呈淡黄色;也可见透明无色的,比如喝水过多尿量增加时。当喝水较少或者大量出汗导致尿量减少时,尿液颜色也可能加深。

从肉眼来看,正常尿液多为透明的,若尿液出现浑浊,首先排除尿液是不是受到污染,其余可能为泌尿系统的感染、乳糜尿或结晶尿等。

(2)尿胆红素和尿胆原:正常情况下,人的尿液中不含或含有少量的尿胆红素和尿胆原,尿常规多显示阴性。如果尿液中尿胆红素和尿胆原为阳性,往往提示肝脏及胆道疾病,患者应到相应科室明确诊断及治疗。

(3)酮体:正常情况下,人的尿液中的酮体也应该是阴性的,但在饥饿或者某些疾病状态下,酮体产生过多时,尿酮便会出现阳性,比如高热、严重呕吐、脱水、剧烈运动、肝硬化等。当糖尿病患者选择治疗不当时,尿液中也会出现酮体,这个时候就要注意是否为酮症酸中毒。

(4)隐血:正常情况下,隐血多呈阴性。当尿常规中隐血出现阳性时多提示有红细胞或者肌细胞的破坏,尿色也多呈浓茶色或酱油色。一旦尿中出现隐血阳性,需排除溶血性贫血、阵发性睡眠性血红蛋白尿、挤压综合征及缺血性肌坏死等。

(5)红细胞:一般情况下显示为阴性或个数在正常范围内,但出现异常时可能是肾脏结石、泌尿系肿瘤、肾脏结核、急性膀胱炎等,当然也可能是各类肾炎引起的肾小球破坏。

(6)蛋白质:正常情况下,尿液中不存在蛋白质。如果尿液中检测到蛋白质,多见于各类肾脏疾病,除此之外当尿液中混有血液、脓液等或者剧烈运动后尿液中也可出现蛋白质,诱因解除以后会消失,但因肾脏疾病导致的蛋白尿多会持续存在,因此需要定期到肾脏内科门诊随诊复查。

除此之外,当我们发现尿常规中有尿蛋白出现时,医生多建议做 24 小时尿蛋白定量。它检测的是 24 小时内所有尿液中的蛋白质,一般情况下小于 150 mg。如果 24 小时尿蛋白定量增加,则提示存在肾脏疾病,需到肾内科门诊进行下一步的诊断及治疗。

(7)亚硝酸盐、白细胞及细菌:正常情况下,人的尿液中亚硝酸盐显示阴性,白细胞及细菌个数多在正常范围内,当亚硝酸盐出现阳性和/或白细胞及细菌数量明显增多时,一般提示泌尿系统的感染,比如肾盂肾炎、膀胱炎、尿道炎等。

(8)尿葡萄糖:正常情况下,尿液中的葡萄糖检测应该是阴性,当尿液中葡萄糖出现阳性时,需要警惕是不是患有糖尿病,除此之外也有可能是慢性肾炎、肾病综合征等其他肾病因吸收葡萄糖能力下降而导致的尿葡萄糖升高。

（9）尿比重：正常情况下，成年人的尿比重一般在 1.015～1.025。当尿少、糖尿病、急性肾小球肾炎、肾病综合征时会出现尿比重增加；饮水量增加、慢性肾小球肾炎、慢性肾衰竭时，尿比重可能会下降。

（10）尿酸碱度：也就是尿常规中尿 pH，正常情况下，pH 一般在 4.5～8.0。当有酸中毒、高热、痛风、糖尿病等病症时 pH 会降低；当有碱中毒、尿潴留、膀胱炎等时 pH 会升高。

（11）结晶：正常情况下，尿液中的晶体多呈阴性。如果尿液中出现大量晶体且伴有尿红细胞升高时，可怀疑有肾结石，须及时到医院确诊治疗。

（12）各种管型：正常情况下，尿液中不会出现管型或者出现较少量的透明管型，若尿液中出现管型多提示肾脏实质的损伤，不同种类的管型提示的肾脏疾病不尽相同，须及时到肾脏门诊问询治疗。

2. 肾功能的好坏谁说了算？

除了尿常规检查外，肾功能检查也是常见的实验室检查，那么到底什么是肾功能？肾功能的好坏又是谁说了算呢？

（1）肌酐：肌酐是人体肌肉中肌酸的代谢废物，可以完全通过肾小球排出体外，因此一定程度上反映了肾脏代谢废物的能力。当肾功能损失一半时，血肌酐的水平仍可以维持在正常水平，因此肌酐这个指标不是特别敏感，一旦异常，说明肾脏功能已经损失一半了，此时应及时到肾脏内科门诊诊疗。

（2）尿素氮：正常情况下，尿素氮的水平多维持在 3.57～7.14 mmol/L，在检查中如果出现尿素氮升高的情况，可能提示肾小球肾炎、肾盂肾炎、间质性肾炎、严重脱水、严重水肿伴有少尿或摄入过多含蛋白质的食物；当尿素氮水平下降时，可能是长期饥饿导致的营养不良或者肝衰竭造成营养物质不能正常吸收。

（3）尿酸：正常情况下，尿酸水平在 200～390 mmol/L，当其水平升高时，多见于急性肾炎、慢性肾炎、痛风、妊娠期恶性呕吐、慢性铅中毒、慢性白血病及多发性骨髓瘤；当有恶性贫血的时候，尿酸水平可有一定的下降。

（4）肾小球滤过率：因为血肌酐、血尿素氮及血尿酸容易受饮食等因素的影响，不能充分、准确表达肾功能的好坏，我们用单次血肌酐水平可计算出肾小球滤过率的估计值，也就是经常说的 eGFR。此指标计算较为简单且应用广泛,临床上根据其大小把慢性肾脏病分为不同时期,分别为 eGFR >90、60~89、30~59、15~29、<15。从数据上可以看出数值越小,说明肾功能越差,病情越差,可能提示我们肾脏发生了一定的损伤,比如说急慢性肾衰竭、糖尿病肾病(晚期)及高血压(晚期),但当糖尿病肾病早期时可出现肾小球滤过率升高。因此在发现 eGFR 异常时,应及时到肾内科门诊进行诊疗。

3. 肾脏 B 超到底能"看"到啥?

肾脏 B 超对于肾脏病患者来说是一项必不可少的检查,可根据 B 超显示的肾脏的大小、形状及位置了解肾脏的一些情况。在医学上一般用长×宽×厚表示肾脏的大小。正常成人肾脏大小平均为 10~12 cm 长、5~7 cm 宽、3~5 cm厚。肾脏增大,可见于急性或急进性肾小球肾炎、肾盂积水、多囊肾、肾脏囊肿或移植肾脏的排斥反应;肾脏缩小可能是慢性肾小球肾炎、慢性肾盂肾炎或终末期的肾脏病,也就是我们常说的尿毒症。除此之外,肾脏 B 超也可以看到肾脏是否有缺失、肾脏的位置是否有改变。

通过肾脏 B 超除了能观察到肾脏基本情况外,也可以看到直径大于1.5 cm的肿块,并可区分肿块的性质是囊性的还是实质性的,也可以看到肾脏的血流情况,为肾脏疾病的诊断带来帮助。

4. 肾活检究竟是什么?

肾活检,就是采取不同的方法取一点点肾组织进行病理检查,现在临床多采用的是经皮肾穿刺活检术,也就是常说的"肾穿",其创伤小,操作简单、并发症少,患者较容易接受。

(1)为什么要做肾穿? 肾脏疾病的种类有很多,发病原因及发病机制也很复杂。相同的临床表现可以由不同的病理改变引起,而相同的病理改变也可以有不同的临床表现,疾病的不同阶段肾脏病理改变也可以不一样。仅仅依靠医生的经验,往往有一定的盲目性,在治疗的过程中会因此带来一些并发症。肾活检病理诊断不仅能明确疾病的类型及疾病的严重程度,同时也能根据病理损伤的程度决定是否需要治疗及选用什么强度的治疗最合适,并预测疾病的结局、转归等,因此肾脏的病理检查对于每个患者来说都是较为重要的检查。

(2)患了肾病就要做肾穿吗? 肾活检在肾脏疾病的诊断与治疗中起到

了重要作用,那么是不是每个肾脏病患者都需要做肾活检呢?换句话说,哪些患者需要进行这项操作呢?在临床的工作中,患有肾病综合征、肾炎综合征、不明原因的血尿和/或持续性蛋白尿、继发性肾脏疾病,比如系统性红斑狼疮性肾炎、过敏性紫癜性肾炎、血管炎性肾损害、不明原因的急性肾损伤、糖尿病患者的肾损害与临床病程不相符等。对于这些专业性的医学术语我们可能不是很明白,简单来说,如果出现高度水肿、大量蛋白尿、肾功能不全、不明原因导致的肾脏损害等情况,需要肾活检去指导我们的诊断和治疗,且在没有肾活检禁忌证的情况下,肾活检对于肾脏病患者来说都是有益的。当然,考虑到每个患者的自身情况各不同,需要临床医生结合患者情况、患者配合程度去决定是否进行肾活检。

（3）做肾穿安全吗? 在肾穿的过程中,患者及家属往往会担心肾穿会不会有危险。我们知道肾穿是一项有创的检查方法,但随着定位技术及穿刺技术不断成熟,肾穿的成功率也越来越高,患者的并发症也明显减少。而且为了保证每位患者的安全,减少肾穿的风险,每位患者穿刺前会接受必要的检查。医生会训练患者在肾穿时摆好体位及做好屏气,穿刺后让患者绝对卧床 6～8 小时且多饮水,并监测患者血压、心率及小便。除此之外,有些患者及家属会担心肾穿是不是会给自己的肾脏带来损伤。我们都知道人体有两个肾脏,每个肾脏有 100 多万个肾小球,而肾穿往往只需要 10 个以上的肾小球即可,这对于庞大的肾小球来说是"九牛一毛"了。这又会对我们的肾脏产生多大的影响呢?

第二章　初步了解常见肾脏疾病

一、急性肾小球肾炎

18 岁的小张 10 天前因受凉出现流清涕、咳嗽,自己去药店买了点感冒冲剂,自觉好了之后就没重视。哪知今天早晨起床照镜子发现自己眼睛肿了,而且小便颜色很深。小张吓坏了,立即医院去就诊。医生经过一系列检查后告诉小张,他有可能患了急性肾炎。小张纳闷了,自己平时身体很好,也没有生过什么大病,这段时间也没有明显不适症状,怎么一下子就患了急性肾炎呢? 这急性肾炎是什么病呢,好不好治?

1. 什么是急性肾炎?　是什么原因引起的呢?

急性肾小球肾炎简称急性肾炎,也称急性肾炎综合征。其特点为急性起病,表现为血尿、蛋白尿、水肿和高血压,可伴一过性肾功能不全。急性肾炎通常是上呼吸道感染、皮肤感染及猩红热等链球菌感染后,通常是 A 组 β 溶血性链球菌,该组链球菌的某些致肾炎菌株引起的抗原抗体免疫反应。除了 β 链球菌外,其他病原体(如细菌、病毒、寄生虫等)感染也会引起急性肾小球肾炎。

2. 急性肾炎有哪些临床表现呢?

大部分患者发病前有感染的病史,常于感染后 7～10 天发病,可有以下表现:

(1)尿检异常:大多数有镜下血尿,近半数会出现肉眼血尿。

(2)水肿:通常表现为晨起时颜面部水肿或者双下肢水肿。

(3)高血压:大多数患者会出现一过性的高血压,多是因为水钠潴留引起,经利尿消肿后好转。

(4)肾功能异常:有些患者在起病早期由于尿量减少,可出现肾功能异常,经积极治疗后大多数会好转。

3. 怀疑自己患了急性肾炎需要完善哪些检查？

（1）尿常规：尿常规检查常见隐血阳性（＋～＋＋），尿蛋白阳性（＋～＋＋），还有各种管型。

（2）血常规检查：白细胞正常或增高。

（3）红细胞沉降率（ESR）检查：红细胞沉降率增快。

（4）抗链球菌溶血素"O"（ASO）：即抗"O"，血清 ASO 滴度增高，咽拭子可检出溶血性链球菌生长。

（5）血清补体：血清补体 3 及总补体下降，8 周内可逐渐恢复正常。

（6）肾功能检查：水钠潴留及少尿可致肾功能一过性受损。

（7）肾穿刺活检：急性肾炎病理类型为毛细血管内增生性肾小球肾炎，存在以下情况需考虑行肾穿刺活检明确病理：①少尿 1 周以上或进行性尿量减少伴肾功能恶化；②病程超过 2 个月无好转趋势；③持续低补体 3 血症超过 6 周不恢复，提示可能为膜增生性肾小球肾炎；④反复阵发性肉眼血尿，提示可能为 IgA 肾炎。

4. 患了急性肾炎需注意什么？ 该如何正规治疗？

（1）生活方式指导：

1）饮食应以清淡为主，低盐低脂优质低蛋白饮食，如尿量减少应注意控制液体摄入（包括饮水、喝汤、吃稀饭、喝面汤等）。

2）在急性期，不论病情轻重均应卧床休息至水肿、血尿消失，等血压正常、肾功能正常后，可起床并逐渐增加活动量，但应注意避免劳累或剧烈活动。

（2）药物治疗：本病为自限性疾病，不宜使用糖皮质激素或免疫抑制剂。

1）根据临床表现对症治疗，可适当使用利尿剂、降压药（需临床医师指导用药，不得随意使用或增减用量）。

2）虽然急性肾炎常为链球菌感染后的免疫反应，但是除非感染灶持续存在，否则不需要使用抗菌药物，一般选用青霉素或其他敏感抗生素。

3）对于明显与慢性扁桃体炎有关的急性肾炎，待病情稳定后（尿蛋白少于＋，尿沉渣红细胞少于 10 个/HP），可考虑做扁桃体摘除术。

（3）透析治疗：少数发生急性肾衰竭有透析指征，尤其存在严重高钾血症、急性左心衰者,应予以透析治疗,一般不需要长期透析。

5. 急性肾炎预后怎么样?

急性肾炎预后相对较好,绝大多数患者在 1～4 周临床症状逐渐好转,补体 C3 也在 8 周内恢复正常。少数患者镜下血尿及微量蛋白尿迁延半年至 1 年才消失,极少数患者多为老年患者,因急性肾衰竭、心力衰竭、感染等而死亡。一般来说,以下因素主要影响急性肾炎的预后:首先是年龄,相对来说儿童预后较好;其次,临床表现有持续大量蛋白尿、高血压或肾功能持续损害的患者预后较差;最后,肾脏增生性病变严重,有广泛新月体的患者预后较差。

二、慢性肾小球肾炎

35 岁的李先生在单位组织的体检中查尿常规示尿蛋白＋＋,隐血＋＋＋;肾功能示尿素氮 5.6 mmol/L,肌酐 87 μmol/L,尿酸 378 μmol/L,估算肾小球滤过率为 89.5 ml/min。原来李先生 3 年前在单位体检中就查出小便有尿蛋白,去年体检还发现血压偏高,自己去药店买了降压药物,但未规律口服。因为身体一直较健康,能吃能睡,家族中也没有人患过肾脏病,所以也没有重视。他去肾脏内科就诊,门诊医生看过李先生的体检报告,又测其血压为 150/95 mmHg,告诉李先生他很有可能患了慢性肾炎。李先生不相信,自己一点也不水肿,平时也没什么不舒服的,怎么一下子就患了慢性肾炎了呢?

1. 慢性肾炎是什么病? 是什么原因引起的呢?

慢性肾小球肾炎简称慢性肾炎,系指以蛋白尿、血尿、高血压、水肿为基本临床表现,起病方式各有不同,病情迁延,病变缓慢进展,可有不同程度的肾功能减退,最终将发展为慢性肾衰竭的一组肾小球疾病。由于本组疾病的病理类型及病期不同,主要临床表现可各不相同,疾病表现呈多样化。

慢性肾炎的病因尚不明确,目前研究认为主要发病机制为免疫介导的炎症损伤,导致病程呈慢性化。少数慢性肾炎是因为急性肾炎迁延所致。

2. 慢性肾炎有什么临床表现呢?

早期无自觉症状,仅表现为乏力、疲劳、腰酸等;尿检可见尿蛋白及尿隐血阳性；水肿可有可无，一般不严重；血压正常或轻度升高；肾功能正常或轻度受损。这种情况可迁延数年甚至数十年，肾功能逐渐恶化并出现以上临床表现，直至进入终末期肾衰竭。慢性肾炎患者尤其需注意自身保养，避免劳累、感冒及使用肾毒性药物，以免肾功能减退进行性加重，及时去除诱因并适当治疗，病情能在一定程度上缓解，但是也可能因此进入不可逆转的慢性肾衰竭。肾功能减退进展快慢的最重要因素是肾脏病理类型，比如膜增生性肾小球肾炎、部分局灶节段性肾小球肾炎进展较快。

3. 怀疑患了慢性肾炎需要完善哪些检查？

由于慢性肾炎的临床表现无特异性，很多人是参加单位体检时无意间发现自己有尿蛋白或者肾功能有损害。对于初次发现尿蛋白的患者，可复查随机尿常规，最好完善尿蛋白成分分析，了解尿蛋白是否为肾炎性蛋白尿，完善 24 小时尿蛋白定量和泌尿系 B 超，了解病变程度和肾脏大小。肾脏活组织穿刺检测可明确肾脏病理，对于明确诊断、指导治疗、判断预后有重要价值。诊断慢性肾炎前，还需排除继发性肾小球疾病，如代谢性疾病引起的肾小球疾病（糖尿病肾病、高尿酸性肾损害），免疫介导的继发性肾小球疾病（狼疮性肾炎、紫癜性肾炎、ANCA 相关性血管炎性肾损害），异常蛋白沉积的继发性肾小球疾病（淀粉样变肾损害、轻重链沉积病）等。

4. 慢性肾炎该怎么治疗？

（1）生活方式指导：

1）注意休息，避免劳累与感染，避免肾毒性药物。

2）清淡饮食，低盐低脂优质低蛋白饮食，为预防营养不良，可在低蛋白饮食同时给予补充 α-酮酸。

3）须定期门诊随访，如有不适需随时就诊肾内科门诊。

（2）药物治疗：

1）积极控制血压及蛋白尿：建议使用 ACEI 或 ARB 药物，能控制血压并辅助控制蛋白尿（对血肌酐超过 264 $\mu mol/L$ 者，需密切监测肾功能并注意防治高钾血症），血压控制在＜130/80 mmHg，尿蛋白＜1 g/24 h，但老年人目标血压不需控制太严格，以免影响肾脏血流灌注。

2）使用激素和免疫抑制剂：此类药物需依据肾脏病理类型、肾功能受损程度而区别对待，具体用药需严格遵医嘱。

3）其他：可适度使用虫草制剂或能改善肾脏微循环的中成药辅助治疗。

5. 慢性肾炎预后怎么样？

影响慢性肾炎预后的主要因素包括肾脏病理类型、延缓肾功能减退的各种措施、避免加重肾功能恶化的因素，此外患者注重自身保养和依从性也非常重要。

6. 慢性肾炎患者可以怀孕吗？

慢性肾炎患者在病情平稳时可以怀孕，仅有尿检异常如蛋白尿或隐血，而无高血压、水肿及肉眼血尿，并且肾功能正常。急性肾炎在治愈后 1 年以上未复发者可怀孕。

慢性肾炎会导致难以控制的高血压，大量蛋白尿、血肌酐和尿素氮升高，孕妇肾功能会加速恶化；胎儿发育也会因胎盘功能减退而受影响甚至死亡，血压和肌酐水平越高，对母亲和胎儿影响越大。肾功能有轻度损害（慢性肾脏病分期 CKD1－2 期）者，其妊娠不增加患者远期肾衰竭的风险；中重度的肾功能损害（CKD3 期以上）者，其妊娠会加速患者肾功能损害进展，不建议妊娠。

所以，对慢性肾炎患者在备孕期、孕期、围生期需专业肾内科及妇产科医生共同协作，怀孕前应与医生讨论最佳的受孕时机，对生育能力进行评估，必要时重复肾活检，评估疾病是否有活动，还要优化血压控制，严密检测肾功能。一旦发现肾功能不断恶化，应终止怀孕。对一些必须应用的免疫抑制剂，应更换为非致畸药物（硫唑嘌呤、羟氯喹、钙调神经磷酸酶抑制剂等），并保证妊娠期间继续服用安全药物。此外，要充分与患者及其家属解释妊娠并发症的风险。在怀孕 33 周后，如此时孕妇肾功能严重恶化或胎儿出现宫内缺氧，可及时行剖宫产术娩出胎儿。患慢性肾炎的孕妇在产后仍需注意休息和保养，避免过于劳累和感染，最重要的是仍需定期就诊于肾脏内科，让医生严密检测病情，以便及时发现问题并做出处理。

7. 什么是 IgA 肾病？

IgA 肾病是临床上最常见的原发性肾小球肾炎，是以反复发作性的肉眼血尿或镜下血尿，病理上表现为肾小球系膜区 IgA 沉积或以 IgA 沉积为主要特征的原发性肾小球疾病,是慢性肾炎的一种。它是我国肾小球源性血尿最常见的原因。其临床表现可参照慢性肾炎章节,但是 IgA 肾病好发于儿童和青年,在出现上呼吸道或消化道感染后数小时或数天后出现肉眼血尿或镜下血尿,部分患者会表现为肾病综合征范围的大量蛋白尿。IgA 肾病的主要治疗目标是控制血压、减少蛋白尿、保护肾功能,可分为急性期治疗和慢性期治疗,急性期有上呼吸道感染的患者,应选用无肾毒性的敏感抗生素治疗。单纯性血尿无须特殊治疗,只需密切随访观察;如表现为大量蛋白尿,需使用糖皮质激素和免疫抑制剂,根据不同的病理和临床表现选择合适的治疗方案。2012 年改善全球肾脏疾病预后组织(KDIGO)公布了 IgA 肾病糖皮质激素治疗适宜人群,包括:①经过 3～6 个月适宜治疗后,24 小时尿蛋白仍然持续≥1 g 且 eGFR≥50 ml/(min・1.73 m²)的患者;②临床上呈肾病综合征同时病理表现为微小病变的 IgA 肾病患者;③新月体性 IgA 肾病或者伴有肾功能快速下降的患者。需要特别注意的是,对肾功能已明显受损的 IgA 肾病患者的糖皮质激素和免疫抑制剂治疗,需谨慎评估并严密监测。

小贴士

(1)慢性肾炎是急性肾炎转化来的吗?

答:大部分慢性肾炎的起始因素,多为免疫介导炎症,病情迁延,病变进展缓慢,只有少数慢性肾炎是由急性肾炎转化而来。急性肾炎如临床症状和蛋白尿持续存在,迁延一年以上,可认为急性肾炎已转化成慢性肾炎。

(2)慢性肾炎患者是不是都会发展为尿毒症?

答:慢性肾炎患者因病理类型不同、临床表现不同,预后差异很大,不是所有慢性肾炎患者都会发展为尿毒症。一般来说,病理类型影响最严重,其次是患者的血压和尿蛋白的多少,但患者本人的重视程度、自身保养以及治疗的依从性也与预后有很大的关系。

(3)大家知道隐匿性肾炎吗?

答:隐匿性肾炎又被称为无症状血尿和/或蛋白尿,正如字面上的意思,就是无水肿、高血压和肾功能损害,血尿和/或蛋白尿,但这种血尿、蛋白尿必须经相关实验室检查确定是肾小球来源的血尿和/或蛋白尿。本病长期迁延或间歇性发作，大多数患者肾功能长期稳定，少数患者可自愈，还有少数患者可能出现肾功能损害。治疗上无须特殊，可定期门诊随访（3～6个月一次），肾内科门诊监测血压、尿常规、肾功能，日常生活注意自身保养，不要使用中草药，避免会引起肾功能损伤的因素，切忌相信来源不明的单方偏方。

（4）小便中含有蛋白质就一定是患了肾炎吗？

答：引起蛋白尿的原因有很多，对于年轻人来说，在直立和脊柱前凸时会出现蛋白尿，卧位时蛋白尿消失；还有在剧烈运动、发热、紧张等应激状态下也可能出现蛋白尿，休息后蛋白尿会消失。但上述尿蛋白不多，一般小于1 g/d。所以尿检中出现尿蛋白也不一定都是肾炎，具体情况需要专业肾内科医生来判断。

（5）慢性肾炎患者能否工作？

答：慢性肾炎在未进入肾衰竭之前，患者都能进行正常的生活和工作。只有融入社会，有正常的社交，肾炎患者才能有良好的心态面对疾病。工作方面一定要注意作息规律，避免熬夜，避免压力过大或重体力的劳动；其次需注意工作环境，避免油漆工、瓦工、染发师之类有不良工作环境的工种；最后需定期去肾脏内科门诊就诊，不适时随时就诊。

（6）肾炎患者是否一定要住院，住院时间要多久？

答：经过相关检查，对慢性肾炎患者视病情而定是否让其住院治疗。如肾功能正常，无明显高血压，24小时尿蛋白定量不多，可定期门诊随访。一般来说住院治疗需1周左右，一方面完善相关检查寻找有无肾外的继发性因素，必要时行肾穿刺活检术检查，明确病理类型；另一方面，由于目前我国对于肾脏疾病知识普及不够，住院期间可对患者进行安全教育，增加其重视程度，加强慢性病管理，以免很快出现肾功能异常甚至终末期肾脏病需透析治疗。

（7）慢性肾炎患者该如何自身保养？

答：慢性肾炎是慢性疾病，治疗是个长期持续的过程，需要患者和医生共同协作，患者需要足够的耐心和依从性。首先有健康的作息，合理饮食，适量锻炼，避免熬夜和劳累；其次严格遵医嘱用药，切忌相信偏方和单方，擅自服药；最后饮食上注意清淡、低盐低脂、优质低蛋白饮食，目的是控制血压和尿蛋白。慢性肾炎患者尤其需注意保护肾脏，因为日常生活中一些危险因素会损伤肾脏，在积极纠正后大部分患者能得到恢复，所以慢性肾炎患者尤其需要注意自身保养。

三、肾病综合征——从肿开始

李大妈最近觉得自己脸肿了，腿也肿了，再也不美了，不能跟姐妹们一起去跳广场舞了，很是苦恼，茶饭不思。邻居一看，不得了了，让她赶紧去医院看看，怀疑是不是患了肾病啊。李大妈赶紧到医院一查，果然，小便里蛋白质＋＋＋，血白蛋白只有 25 g，医生告知她患了"肾病综合征"。李大妈不解，这是什么病呢？

1. 什么是肾病综合征？ 怎么引起的呢？

肾病综合征是一组临床综合征的统称，最常见也是最突出的表现为水肿，早期可能只是晨起出现眼睑及下肢水肿，后水肿渐渐加重，会出现背部水肿、阴囊水肿、胃肠道水肿，严重时会出现小便少、体重增加，甚至胸水、腹水。概括起来，主要表现为"三高一低"，即尿中大量蛋白质（尿蛋白＞3.5 g/d），血中白蛋白低（血白蛋白＜30 g/L），可有水肿、高脂血症，其中具备前两条即可诊断为肾病综合征。

对无明确病因者，原发于肾脏本身的疾病，应考虑为原发性肾病综合征，目前发病原因尚不清楚，可能和免疫功能紊乱有关。另有一部分肾病综合征是由于全身系统性疾病或先天遗传性疾病在病变过程中影响肾脏引起肾病综合征，称为继发性肾病综合征，如糖尿病肾病、系统性红斑狼疮性肾炎、过敏性紫癜肾炎、乙肝相关性肾病、骨髓瘤性肾病等。

2. 发现肾病综合征后怎么办？ 是否需要做肾穿？

发现自己患了肾病综合征，下一步该怎么办？我们通过下面两个案例来简单了解一下。

小李今年 16 岁，最近照镜子发现自己眼睑肿了，去医院一查，医生告诉他患了肾病综合征,建议他服用激素。同样是该医生接诊的另一个患者,王先生,今年 50 岁,最近 3 个月觉得自己腿肿了,化验结果提示尿蛋白＋＋＋,血白蛋白 27 g,诊断考虑为肾病综合征,医生建议他做肾穿。那么问题来了,为什么小李可以不做肾穿而王先生一定要做肾穿呢?

　　对于成人肾病综合征诊断和治疗的原则是,首先排除是不是继发性的肾病综合征,比如由系统性红斑狼疮、糖尿病、多发性骨髓瘤、乙肝等引起的。其次是明确病理类型,即肾脏病变类型,对不同的病变类型,治疗方法会有很大不同,需要通过肾穿来协助诊断和治疗。因此对于成年人来说,一旦发现肾病综合征,做肾穿是必要的。儿童肾病综合征则不同,多是原发的,病理类型多是微小病变,原则是先治疗,对治疗反应不好的才考虑肾穿。因此上述案例中考虑小李是微小病变可能性较大,对糖皮质激素治疗效果好,故可先治疗观察疗效。

3. 肾病综合征的病理分型

　　张先生做了肾脏活检,病理提示为膜性肾病,什么是膜性肾病呢?下面简单介绍一下肾病综合征的病理分型。

　　(1)微小病变型肾病:微小病变型肾病占儿童原发性肾病综合征的 80％～90％,占成人原发性肾病综合征的 10％～20％。男性多于女性,儿童高发,成人发病率降低,但 60 岁后发病率又呈上升趋势。本病中 30％～40％病例可能在发病后数月内自发缓解;90％的病例对糖皮质激素治疗敏感,治疗两周左右开始利尿,尿蛋白可在数周内迅速减少至阴性,血清白蛋白逐渐恢复至正常水平,最终可达临床完全缓解,但复发率高达 60％。

　　(2)膜性肾病:本病男性多于女性,好发于中老年。通常起病隐匿,约 80％表现为肾病综合征,约 30％可伴有镜下血尿,一般无肉眼血尿。常在发病 5～10 年后逐渐出现肾功能损害。本病极易发生血栓栓塞并发症,肾静脉血栓发生率可高达 40％～50％。膜性肾病约占我国原发性肾病综合征的 20％,有 20％～35％的患者的临床表现可自发缓解,60％～70％的早期膜性肾病患者(尚未出现钉突)经糖皮质激素和细胞毒药物治疗后可达临床缓解。但随疾病逐渐进展,病理变化加重,疗效则较差。本病多呈缓慢进展,10 年肾脏存活率为 80％～90％,明显较西方国家预后好。

　　(3)系膜增生性肾小球肾炎:本组疾病在我国发病率高,约占原发性肾病综合征的 30％,显著高于西方国家。本病男性多于女性,好发于青少年。约50%的患者有前驱感染,可于上呼吸道感染后急性起病,甚至表现为急性肾炎综合征。部分患者为隐匿起病。本组疾病中,非IgA系膜增生性肾小球肾炎患者中50%表现为肾病综合征,约70%伴有血尿;而IgA肾病患者几乎均有血尿,约15%出现肾病综合征。

(4)局灶节段性肾小球硬化:该病理类型占我国原发性肾病综合征的5%～10%。本病男性多于女性,好发于青少年男性,多为隐匿起病,部分病例可由微小病变型肾病转变而来。大量蛋白尿及肾病综合征为其主要临床特点,约3/4的患者伴有血尿,部分可见肉眼血尿;1/4～1/3的患者常在上呼吸道感染后,表现为急性肾炎综合征;50%～60%的患者表现为肾病综合征,几乎所有患者均伴有血尿,其中少数为发作性肉眼血尿;其余少数患者表现为无症状性血尿和蛋白尿。肾功能损害、高血压及贫血出现早,病情多持续进展。

(5)膜增生性肾小球肾炎:本型多发病于30岁以前,起病急,几乎所有的患者都有镜下血尿,病情持续进展,肾功能呈进行性减退,约1/3的患者伴有高血压。糖皮质激素和其他免疫抑制剂治疗效果不佳。

4. 肾病综合征常见的并发症有哪些?

小王最近觉得脸和脚肿得厉害,去医院一查诊断为"肾病综合征"。经积极利尿后小王觉得消肿了不少,就回家调理。在床上躺了1个月,没想到渐渐地,小王觉得自己的两只小腿不一样粗了,左腿明显比右腿肿,小腿肚还有点疼,这是怎么回事呢?去医院一看,医生赶紧让他做个双下肢血管超声,最终发现了"罪魁祸首"——左下肢静脉血栓,这下被医生告知彻底不能动了。有人会问,只是患了肾病,怎么会突然长血栓了?下面带大家一起来了解一下肾病综合征有哪些常见的并发症?

(1)继发感染:由于蛋白质从尿中丢失,特别是免疫球蛋白的丢失,再加上营养不良和明显水肿,以及治疗药物的副作用,致使患者全身抵抗力降低,极易发生感染,如皮肤感染、呼吸道感染、泌尿道感染、腹腔感染,甚至诱发败血症。常见致病菌有肺炎球菌、溶血性链球菌和大肠埃希菌等,可引起呼吸道感染,其他如结核杆菌、病毒、真菌的感染机会也明显增加。在严重肾病综合征伴有大量腹水时,易在腹水的基础上发生自发性细菌性腹膜炎。

(2)急性肾衰竭:由于尿中丢失蛋白,血中蛋白质含量减少,不能留住水分,导致血管中血容量不足,再加上长期限盐限水或使用强力利尿剂或合并感染等,患者可出现直立性低血压、休克,甚至出现急性肾衰竭,严重者需要透析治疗。

(3)血栓及栓塞:血栓及栓塞是肾病综合征另一常见并发症,致死率及致残率高,肾病综合征患者容易发生血栓、栓塞并发症,尤其是膜性肾病,发生率高达 25%～40%。常见有肾静脉血栓、肺动脉及静脉血栓、肺栓塞、周围静脉血栓性脉管炎。

(4)蛋白质及脂肪代谢紊乱:在肾病综合征缓解前常难以完全纠正代谢紊乱,但应调整饮食中蛋白质和脂肪的量和结构,力争将代谢紊乱的影响减少到最低限度。目前,不少药物可用于治疗蛋白质及脂肪代谢紊乱。

5. 患了肾病综合征,如何规范治疗?

作为一名肾病医生,经常会被很多肾病综合征患者问到一个问题:"肾病综合征能治好吗?"有些患者治疗很不规范,三天打鱼,两天晒网,治疗效果不好,下面我们来了解一下肾病综合征如何规范治疗。

Ⅰ.一般治疗

凡有严重水肿、低蛋白血症者均需卧床休息。应给予患者正常量优质蛋白饮食,水肿时给予低盐饮食,少进食富含饱和脂肪酸的饮食,多进食含不饱和脂肪酸的饮食。

Ⅱ.对症治疗

(1)利尿消肿:

1)使用利尿剂:噻嗪类利尿剂、潴钾利尿剂、袢利尿剂、渗透性利尿剂。

2)提高血浆胶体渗透压:血浆或血浆白蛋白等静脉输注,但不可过多过频。

3)其他(血液超滤脱水)原则:不宜过快过猛。

(2)减少尿蛋白:血管紧张素转化酶抑制剂(ACEI)或其他降压药(长效二氢吡啶类 CCB)均可通过有效控制高血压作用而减少尿蛋白,ACEI 通过直接影响肾小球基底膜的通透性和降低肾小球内压,可有不依赖降低全身血压而减少尿蛋白的作用。

Ⅲ.主要治疗——抑制免疫与炎症反应

(1)糖皮质激素:抑制炎症反应,抑制免疫反应,抑制醛固酮和抗利尿激素(ADH)的分泌,影响肾小球基底膜通透性等综合作用发挥其利尿作用。消除尿蛋白的疗效原则:起始足量[泼尼松 1 mg/(kg·d),8~12 周],缓慢减药(足量治疗后每 1~2 周减少原用量的 10%),长期维持(最后以最小有效剂量再服半年至 1 年)。根据患者对糖皮质激素的治疗反应,分"激素敏感型"(8 周内缓解)、"激素依赖型"(减药到一定程度即复发)、"激素抵抗型"(激素治疗无效)。

(2)细胞毒药物:用于"激素依赖型"及"激素抵抗型"患者,协同激素治疗。主要药物有:

1)环磷酰胺:在体内被肝细胞微粒体羟化,产生有烷化作用的代谢物而具有较强的免疫抑制作用。主要副作用为:骨髓抑制,中毒性肝损害,性腺抑制,胃肠道反应及出血性膀胱炎。

2)氮芥:效果佳,局部刺激作用强,有严重的胃肠道反应及较强的骨髓抑制,临床应用少。但其他细胞毒性药物无效时,仍应使用其他药物,如苯丁酸氮芥、硫唑嘌呤、长春新碱等。

(3)环孢素:选择性抑制 T 辅助细胞及 T 细胞毒效应细胞,作为二线药物治疗激素及细胞毒性药物均无效的难治性肾病综合征。主要副作用为肝、肾毒性,并可致高血压、高尿酸血症、多毛及牙龈增生等。

Ⅳ.预后

(1)微小病变型肾病及轻度系膜增生性肾小球肾炎:常对激素敏感,初治疗单使用激素,复发可再用激素,若疗效差或反复发作可应用细胞毒药物,力争达到全面缓解。

(2)膜性肾病:本病早期 60% 经治疗可缓解,故应给予激素及细胞毒性药物积极治疗,钉突形成后治疗困难,治疗上是否使用激素及细胞毒性药物有争议。

(3)系膜毛细血管性肾小球肾炎,局灶节段性肾小球硬化和重度系膜增生性肾小球肾炎:常较快地发生肾功能不全,预后差。对已发生肾功能不全者,不再给予激素及细胞毒药物治疗,按慢性肾功能不全处理;肾功能正常者,可先给予足量激素及细胞毒性药物积极治疗;疗程完成后无论疗效如何均应减撤药;随后保持激素在维持量及长期服用抗血小板药。

Ⅴ.并发症的防治

(1)感染:激素治疗时无须使用抗生素预防感染,不但达不到目的,反而可能诱发真菌二重感染。一旦发生感染,选用对致病菌敏感、强效且无毒性的抗生素积极治疗,有明确感染灶者应尽快去除。

（2）血栓及栓塞并发症：当血浆白蛋白浓度低于 20 g/L 即提示存在高凝状态，即开始预防性抗凝治疗。对已发生血栓、栓塞者，应尽早给予尿激酶或链激酶全身或局部溶栓，同时配合抗凝治疗，抗凝药一般维持半年以上。

（3）急性肾衰竭：

1）袢利尿剂：给予较大剂量以冲刷阻塞的肾小管管型。

2）血液透析：利尿无效时应采用血液透析维持生命。

3）原发病治疗。

4）碱化尿液：可口服碳酸氢钠，减少管型形成。

（4）蛋白质及脂肪代谢紊乱：在肾病综合征缓解前通常难以纠正代谢紊乱，但应调整饮食结构。ACEI 药物、黄芪可减少尿蛋白，羟甲戊二酸 CoA 还原酶抑制剂（洛伐他汀）或氯贝丁酯类降低三酰甘油。

6. 肾病综合征的饮食治疗和运动管理

适合肾病综合征的饮食治疗方法有哪些呢？

（1）蛋白质摄取：要有合理的蛋白质摄入量，肉类可适量食用，人体内的代谢产物主要来源于饮食中的蛋白质成分，因此为了减轻肾的工作负担，蛋白质摄入量必须和肾脏的排泄能力相适应。

（2）面食：肾病综合征患者可适量食用面食，但是不能吃硬的面食，也不能吃太多。

（3）水、电解质等物质的摄取：肾病综合征患者应把握水分、盐分的摄入，以减轻肾脏的负担，避免水肿。避免食用含钾太多的食物，如香蕉、牛肉、猪肉、沙丁鱼、豆酱、生菜、小麦等；多吃深绿色蔬菜等。

（4）脂肪摄取：应食用含单一不饱和脂肪酸多的食物，如植物性油类。平时要限制蛋白质的摄取，可适量地食用牛奶、肉类，它们含有必需氨基酸较多，以供应身体所需。肾病综合征患者要注意脂肪的摄取，如出现不舒服的情况，一定要及时就医。

（5）运动管理：有人问患了肾病综合征可以做什么样的运动？有人因为吃了激素导致胖了很多，想控制一下。

运动疗法多种多样，如散步、骑车、游泳、慢跑、太极拳、体操、武术等。肾病综合征患者要根据自己的体质选择适当的运动，并要在医生的指导下进行，尤其要注意运动与休息的关系，以免过劳而加重疾病。肾病综合征患者应在精神舒畅和情绪安宁的状态下进行锻炼,进行体育保健锻炼时,要量力而行、循序渐进、持之以恒,在运动量和技术难度方面应逐渐加大,并要注意适可而止,切不可勉强和操之过急。

7. 肾病综合征反复发作,如何是好?

小黄今年 18 岁,别看他年纪小,他已经是肾脏科的"老病号"了。小黄从 6 岁起就患了肾病综合征,每次来身体都肿得像个球一样,一用激素后水肿就能立刻消退,瞬间又恢复精力,但只要一劳累、感冒或者吃坏肚子就容易复发。小黄很郁闷,为什么他的肾病这么难治呢?原因主要有以下几个方面:

(1)撤减激素的过程中,病情反复,出现水肿和蛋白尿,多由于对激素产生依赖性。当激素撤减到某一较小剂量时,水肿和蛋白尿就出现。这在临床上极为常见,属于激素依赖性肾病综合征。

(2)感染也是肾病综合征水肿反复的重要原因。肾病综合征患者多正气不足,抗御病邪的能力降低,易致感染,常见感染的部位为上呼吸道感染、皮肤感染、泌尿道感染。感染使患者的免疫力失衡,造成水肿和蛋白尿的复发。

(3)还有一部分是患者本身的因素,例如没有严格遵照医嘱用药,自行减药或停药;饮食不当或不规律;过度劳累,生活不注意导致感冒腹泻不断;也有些患者是治疗心态不好,导致睡眠质量差,间接影响病情等。

如何预防复发显得尤为重要。一般来说,预防复发要特别注意以下几点:

(1)预防感冒,防止感染:引起肾病综合征复发最为常见的因素就是感冒,即上呼吸道感染,如咽痛、咳嗽、发热等。感冒的程度越重,症状越明显,复发的可能性就越大。所以,肾病综合征患者要注意讲究个人卫生,保持室内通风,空气新鲜,环境整洁,适时增减衣物以适应气候变化,预防感冒的发生。

(2)劳逸结合,保证睡眠:肾病综合征患者经治疗尽管症状得到控制,可以适量活动,但还不能与正常人一样参加体力劳动和剧烈运动,要注意适量活动,充分休息,避免过分劳累。因为劳累过度可使机体抵抗力降低,免疫力下降,易发感染,甚至造成肾功能进一步减退,加重肾损伤。所以一定要合理安排作息时间,保证充足的睡眠,才能使病情趋向稳定,避免复发。

（3）情绪稳定，乐观向上：医学研究认为，乐观向上、遇事豁达等良好的情绪可以改善神经内分泌调节，促进血液循环，更有利于保证肾脏血流量。悲观失望、害怕惊恐、意志消沉等不好的情绪可使交感神经分泌儿茶酚胺增多，血管张力异常而减少肾脏的血流量，使肾脏功能减退而引起复发。所以，患者应保持乐观向上的情绪，树立战胜疾病的信心。

（4）低钠饮食，多吃瘦肉：每日食盐量在4克左右较为合适，减少脂肪饮食，特别是要少吃动物内脏，增加优质蛋白的摄入，以补充体内丢失的大量蛋白。宜吃清淡食物，食物中要有适量谷类杂粮、豆类及豆制品，多吃新鲜蔬菜、水果等。

（1）肾病综合征患者的尿中丢失大量蛋白，流失这么多营养，能否通过饮食补回来？

这是肾病综合征治疗的一个误区，越补反而营养丢失的越多。我们常说，肾病不是"补"的病，高蛋白饮食不但不会提升我们体内的蛋白质水平，反而会加重肾脏的负担，促进肾脏病变的进展。

（2）肾病综合征患者绝对不能吃盐吗？

肾病综合征的治疗方案对每日蛋白质、脂肪和水盐的摄入量有一定的要求，但不是绝对限制。有些患者盲目控制自己的饮食，医师让他少吃盐，他就绝对不吃盐，最后整个人都快因为严重的低钠血症而昏迷了。我们讲的低盐饮食，是指每天可以摄入一牙膏盖左右的盐量。

（3）肾病综合征患者能不能生育？

肾病综合征病情稳定2年以上的患者，是可以怀孕的。如果患者现在停药了，而且经过检查，其肾脏及身体各个方面都是正常的，就是可以生育的了。建议在准备生育之前一定要去正规医院检查一下身体情况，因为在肾病综合征的治疗上，一般是要用激素的，激素的副作用本身就比较大。所以尽量延长一下时间再怀孕，对身体恢复有好处，也有利于胎儿的健康。

四、高血压与肾脏病

中老年杀手"三巨头"之一：高血压。

隔壁刘大爷今年刚过 70 岁，他患高血压病已经十多年了，平时服用降压药也不规律，一直都没感觉不舒服。但最近他经常跟隔壁老张抱怨晚上睡不好觉，因为起夜突然变频繁了，早上起床还感觉脸有些肿。老张告诉他，上了年纪有点尿频都是正常的，没什么大问题。刘大爷一直没放在心上，这次儿子节假日回家，劝刘大爷去医院做检查。医生给刘大爷量了血压，进行了血液和尿液的检查。不查不知道，一查吓一跳。医生说刘大爷尿液里面的蛋白质量已经有三个"加号"了，肌酐也上升了，最后给刘大爷诊断为"慢性肾脏病"。刘大爷很疑惑，自己平时身体挺好的，一点感觉都没有，怎么突然肾脏就有问题了。医生耐心地告诉刘大爷，是因为他的血压平时控制得不好，影响了肾脏，并且平时也没有规律的体检，所以在早期的时候没有发现问题。刘大爷听完后特别后悔，决心以后一定要听从医生的安排，好好控制自己的高血压和肾脏病。

1. 什么是高血压？ 血压高等于高血压吗？

按照中国的高血压标准，不同日测量 3 次或以上，未使用降压药物的情况下诊室收缩压≥140 mmHg 和/或舒张压≥90 mmHg，称为高血压。血压值因人而异，并且是动态变化的。血压高不等于高血压。血压会受到很多因素的影响，睡眠不好、运动后、情绪激动等都会使血压偏高，因此一般测量血压前需要安静休息 10 分钟。

2. 高血压患者可以吃盐吗？

高血压患者不能吃盐是一个严重的误区。盐里面最重要的一种成分，叫钠。人体每天需要一定的钠，多了少了都会影响身体的正常运转。宁波人有句老话，叫"三天不吃咸菜汤，脚骨酸汪汪"，意思是三天不吃点咸的东西，感觉浑身都没有力气。生活中，盐确实是个好东西。吃饭时菜里如果不放点盐，再珍贵的菜肴也嚼之无味。所以，盐一定要吃。吃盐少，会造成体内的含钠量过低，最直接的反映就是没有食欲、四肢无力、眩晕，特别是在天热和体力活动时出汗较多，盐分随汗液流失过多，就要适当地补充盐分，可以适当饮用淡盐水。那么人体需要多少盐呢？世界卫生组织规定的关于食盐的标准是每人每天盐摄入量在 4～6 g,但我们在日常的饮食习惯里,常常不知不觉就过了量。在很多家庭里,早餐吃泡饭或粥,就酱菜、咸蛋和腐乳"下饭"很常见。其实,仅仅早餐的这些含盐量就足够一天的摄入标准了,如果中午和晚上再随意吃点菜,盐摄入量恐怕都快到 10 g 了。还有一些爱吃咸菜、咸鱼、咸肉的人,摄盐量肯定远远超标。长期过量摄入盐分,就会增加高血压和心血管疾病的风险。有专家调查了日本东京北部地区居民的饮食习惯,他们平均每天摄入盐 25 g,患高血压的人占 30%～40%;生活在北极圈的爱斯基摩人,每天吃盐量低于 5 g,几乎没有患高血压的。并且据法国国家卫生医学研究所的一项研究,法国每年至少有 7.5 万人因食盐过量而患心血管疾病,其中 2.5 万人会因病情严重而死亡。所以我们要多吃新鲜蔬菜、水果,少吃或者不吃腌制品。腌制品不仅含盐量超标,还含有大量的亚硝酸盐,会增加患消化道癌症的概率。

3. 老年人为什么要更加注意控制摄盐量?

很多老年人都会问这样的问题,年纪大了,不多放盐吃不下饭,几十年的老习惯了怎么能改掉呢? 其实,上了年纪的人因为味蕾退化,对于味道没有那么敏感,所以喜欢多放盐来提味。但是随着年龄增长,老年人的血管弹性要比年轻人差很多,所以更需要警惕高血压。许多人习惯了口味重一些,一下子降低盐分会造成味觉上的不适应,但是少盐也是为了我们的身体健康。如果饮食习惯一时改变不了,可以先尝试少放一些盐,辅助使用葱、姜、蒜等经油爆香后所产生的油香味,来让饭菜变得更好吃。

4. 高血压可以根治吗? 广告上根治高血压的药可信吗?

高血压是无法治愈的,但是可以通过健康的生活方式来控制血压。现在的高血压大多因为不良的生活习惯所导致,如果通过合理饮食和适当运动可以较好地控制血压,是可以不服用药物的。现在很多药物广告声称可以治愈高血压,请坚信无论什么药都不是完全有效的,如果确诊为高血压,一定要及时去医院就诊,听从专业医生的意见。

5. 如果发生了高血压,要怎样治疗?

血压升高先不要急着吃药,要先找一找高血压的原因,排除一系列生理性因素引起的血压升高,如运动、情绪激动、紧张等。如果确诊了病理性高血压,可以先通过控制饮食和改善生活方式来尝试进行干预。对于身体质量指数(BMI)超过 24 的人群应适当减重,饮食宜低盐低脂,少吃咸菜和腌制品等,限制烟酒,保持心情愉快。若此控制不佳,再考虑使用药物进行干预。我们常用的高血压药物主要分为四种,可以简单地记为 ABCD。A 类为血管紧张素转化酶抑制剂(ACEI)和血管紧张素受体拮抗剂(ARB)类药物,常用的为培哚普利、缬沙坦和氯沙坦等;B 类为 β 受体阻滞剂,最常用的药物为美托洛尔;C 类为钙通道阻滞剂(CCB)类药物,常用的药物一般为氨氯地平、硝苯地平、非洛地平和尼群地平等;D 类为噻嗪类利尿剂,最常用的为氢氯噻嗪。使用了高血压药物后,要更加密切地检测血压,如果服用后有头晕等症状,一定要及时告知医生以便调整药物。

注意:使用 ACEI 和 ARB 类药物时需注意,高血钾、妊娠妇女和肾动脉狭窄者禁用,肌酐超过 265 μmol/L 时慎用,使用前一定要经过专业医生评估。

6. 吃药致血压平稳后,可以自行停药吗?

高血压患者无论是否吃药,一定要密切监测血压,可以购买家用血压计或者去医院免费测量血压。一定切记规律服药,贸然停药可能会导致血压升高,发生脑出血等并发症甚至危及生命。如果想要停药或者减药,一定要去专业的医生门诊进行评估。

7. 血压降得越低越好吗?

很多人会有一个误区,降血压是不是越低越好?按照中国低血压的标准,诊室内上肢血压收缩压≤90 mmHg 和/或舒张压≤60 mmHg。低血压的后果甚至比高血压还要严重。血压过低时,身体很多重要的器官如心脏、大脑等会发生血流减少,就会诱发眩晕、脑缺血、心肌缺血甚至猝死等严重后果。所以,降血压不是越低越好,合适才是最好的。

8. 高血压等于肾脏病吗?

高血压可以引起肾脏病,肾脏病也可以导致高血压,但是高血压不等于肾脏病。我们先聊一聊高血压是如何导致肾脏病的。肾脏是我们人体排出毒素最重要的器官,这项功能是依赖肾脏里面的一种结构,叫作肾小球。我们的血管连接到肾小球就像是一个管道末端加了一个筛子,这个筛子对血压的变化非常敏感,如果我们的血压升高了,就会把一些好的东西比如蛋白质从筛子孔里挤出去,这时候检查尿常规就会出现蛋白质;不仅如此,时间长了,筛子也会发生变化,也就是肾小球坏了,这个时候就会导致肾脏没法把毒素排出去,累积在人体内,从而引起肌酐的上升。

我们再说说肾脏病为什么会引起高血压。人体内有一种可以收缩血管、升高血压的物质,叫肾素。肾脏是分泌肾素的唯一器官。正常人的肾素分泌是均衡的,不会导致血压偏高或偏低,但是肾脏一旦有了问题,肾素的分泌就会突然增加,从而收缩血管,导致血压升高。除此以外,肾脏还负责水钠的排泄,肾脏有问题后,水钠排不出去,就是身体里水分太多了,从而导致水肿和血压升高。这也解释了为什么肾脏有问题的人会出现水肿。高血压虽然不等于肾脏病,但是患高血压后一定要好好控制血压,防止肾脏病的出现。

9. 怎样早期发现高血压导致的肾脏病?

高血压导致肾脏发生问题时,最常见的症状就是脸部水肿、小便次数增加以及尿泡沫增多等。如果出现了这些症状,一定要及时去医院检查。当确诊为高血压时,无论是否服药,都要密切监测血压,并且定期检查。尿液检查是很好的选择,可以早期发现肾脏问题,并且廉价无创。高血压患者应当定期检查尿常规,至少半年到一年 1 次,如果高血压病程长了,检查频率还要提高。除了尿常规以外,血液检查也是很重要的。必要时,还要做肾脏 B 超和肾 ECT 检查甚至肾穿刺活检,来明确肾脏损害程度。

10. 如果已经发生了高血压肾损害,一定会发展成尿毒症吗?

如果已经发生了高血压肾损害,也不必惊慌,要听从专业医生的建议进行治疗。早发现,早控制。在肾损害的早期,通过规范的诊治,完全可以控制住病情。许多患者在规范治疗,定期随访后,病情控制十分平稳。但如果不加以重视,病情可能会急剧加重,最终可能会进展为尿毒症,只能通过肾脏透析或移植才能维持生命。高血压肾损害的治疗方案中首要的是严格控制好血压。对于一般情况良好的人群,血压控制在 140/90 mmHg以下即可,老年人可适当放宽到 150/90 mmHg;如果伴有糖尿病、肾脏病或心脑血管疾病等,血压需控制在 130/80 mmHg 以下。一般血压控制好后,肾脏损害就会减轻。

（1）血压计使用时的注意事项？

血压计主要分为水银血压计和电子血压计。

水银血压计的测量方法：通常安静休息 30 分钟后，测量右上臂血压，需要防止血压计与心脏同高；快速充气，使气囊内压力达到桡动脉搏动刚刚消失，再升高 30 mmHg，然后缓慢放气；听到"咚咚"声时的读数为收缩压，"咚咚"音消失或骤然减弱时的读数为舒张压；血压测量完毕，快速放气至零，记录数值，间隔 2 分钟后重复测量，取 3 次读数的平均值。电子血压计的测量方法：分为臂带式和腕带式。使用臂带式应注意衣服不能太厚，袖带不能太紧，一般可容纳一根手指；使用腕带式应注意与心脏齐平；测量过程中不能动，不能说话；每次测 3 遍，取平均值。

（2）血压控制的目标值？

高血压未出现并发症时，血压可以控制在 140/90 mmHg 以下。如果出现了肾脏损害时，要从延缓肾功能损害进展的角度出发，大致如下：尿蛋白＞1 g/d 的 CKD 患者，目标值为 125/75 mmHg；尿蛋白＜1 g/d 的 CKD 患者，目标值为 130/80 mmHg。在高血压合并其他疾病时，为了保证器官的血流充足，血压"偏高"一些是比"偏低"一些更有好处的。

（3）医生说我有白大衣高血压，怎么从来没听说过？

白大衣高血压不是真的高血压。有些人看到医生就会紧张，在诊室测量的血压往往比平时要高很多，是一种假性高血压。碰到这种情况，可以平时自行在家中测量血压，进行记录，或者进行 24 小时动态血压分析检查，再咨询专业的医生进行判断是否有高血压。

（4）低钠的食物有哪些？

大部分的水果都是高钾低钠的食品，如香蕉、葡萄、橘子、苹果、杨桃、番石榴、枣子等，这些富含钾离子的食物，可以达到控制血压的保健效果。购买调味料（酱）如味精、番茄酱、沙茶酱、蚝油、味增、芥末酱、豆瓣酱、甜面酱、豆豉、虾油时,必须先看清楚罐外的标示,注意钠的含量,另外要尽量避开含盐量高的食物,如酱菜、腌肉、咸鱼、腊肉和罐头食品等。

(5)高血压患者如何调整生活方式?

要达到降压的效果,药物并不是唯一办法,改变不良的生活习惯往往能达到事半功倍的效果。对比以下目标,您做到了吗?

①戒烟戒酒:烟酒不仅会引起血压波动,还会带来很多其他疾病。

②合理饮食:控制油盐的摄入,多吃新鲜蔬菜水果,不吃高盐高脂食品。

③适当运动:适量的运动是对抗所有疾病的法宝,可以选择慢跑、步行、游泳、爬山等有氧运动,可以根据年龄和身体情况选择锻炼方式和频率,一般每周 3～5 次,每次 30～60 分钟。

④定期体检:随时掌握自己的身体情况,每年至少需要做一次全身体检。

五、痛风与肾脏病

俗话说"啤酒加海鲜,赛过活神仙"。今年大学毕业后刚工作的小张,从冬天就开始盼着夏天的到来,一到夏天,啤酒、海鲜、烧烤根本停不下来。夏天,小张又和同事们约起来了,晚上又是一顿爽快的啤酒海鲜。这天夜里,小张突然被疼醒了,一看自己的大脚趾关节又红又肿,以为是自己酒喝多后摔伤了,于是去医院看了骨科。医生给小张拍了片子,抽了血化验。小张开始还特别不能理解,自己只是骨折,为什么要抽血检查。等结果出来后,医生告诉他,脚趾没有骨折,但是血液里的尿酸水平已经超标了,诊断为痛风。小张不理解,平时自己身体一直都很好,也很注意锻炼,为什么突然得了痛风? 医生告诉他,是因为他平时的饮食习惯不好,啤酒和海鲜都是痛风的诱因。小张知道后特别后悔,决心要听从医生的建议好好治疗,改变自己的饮食习惯。那么痛风究竟是什么病? 为什么一向身体健康的小张会突然患上痛风?

1. 什么是痛风？

痛风是由于血液中尿酸水平升高，在关节和肾脏等组织中沉积，引起的一种局部炎症反应。通常痛风多见于中老年人，男性占95%，但近年来该病发病有明显年轻化的趋势。痛风一般多见于大脚趾第一关节，多数在夜间起病，发作时剧痛难忍。痛风石是痛风的特征性表现，可见关节局部大量硬性赘生物。

2. 高尿酸血症等于痛风吗？

首先我们需要了解高尿酸血症的诊断标准，为成年男性和绝经后女性血尿酸＞420 mmol/L，绝经前女性血尿酸＞358 mmol/L。而痛风需要在高尿酸血症的基础上进行关节液穿刺或痛风石活检，发现尿酸盐结晶才可确诊。首先我们需要了解高尿酸血症不等于痛风。不是所有的高尿酸血症患者最终都会出现痛风，血尿酸升高的水平与痛风的表现没有绝对的关系，只有少数高尿酸血症患者可出现痛风表现。

3. 痛风真的是仅仅一次饮食就会诱发吗？

很多人会问，我只吃了一次海鲜就出现了痛风，难道这种病很容易就会患上吗？其实不然，不是所有的高尿酸血症都会有症状。很多人从尿酸增高到出现症状可长达数年或数十年，有些可能终生都不会有症状。尿酸增高和我们的饮食习惯有很大的关系，有些人本身尿酸水平就偏高，又食用了大量的高嘌呤食物，就会诱发痛风。

4. 如何治疗痛风？

在尿酸轻度升高时，首先建议进行饮食控制，少吃海鲜、动物内脏等高嘌呤食物并且多喝水，减少尿中结晶形成，促进尿酸排泄。痛风一旦发作，就应使用药物干预。痛风分为发作期和缓解期，不同时期治疗原则是不同的。痛风发作时，以解热镇痛、缓解症状为主，常用的药物有秋水仙碱、双氯芬酸、糖皮质激素等，一般应在痛风发作开始的12小时内使用；缓解期的治疗以降低尿酸为主，常用的药物有抑制尿酸合成的别嘌呤醇、非布司他以及促进尿酸排泄的苯溴马隆等。在降尿酸的起始阶段，一般建议使用低剂量的秋水仙碱预防急性痛风的发作，不能耐受秋水仙碱的可以考虑更换为非甾体类抗炎药或糖皮质激素。预防疗程通常为 6 个月。

注意：非甾体类抗炎药具有肾毒性。老年人或肾功能不全的人群应在医生的指导下严格控制剂量使用，以免加重肾病。

5. 痛风患者饮食需要注意哪些？

痛风患者要限制嘌呤的摄入，嘌呤可以分解成尿酸，会加重病情。我们可以多吃低嘌呤的食物，主要有新鲜蔬菜如青菜、白菜、萝卜以及各种蛋类食物等；限制食用中等嘌呤食物，如各类豆制品、花菜、菠菜及四季豆等；少吃或者不吃高嘌呤食物，如动物肝肾等内脏、鱼子、浓肉汤等。治疗痛风最重要的就是控制饮食。

6. 痛风会引起肾脏受损吗？

肾脏是负责人体代谢和排泄最重要的器官，尿酸水平过高可能会形成尿酸盐结晶堵塞肾小管，导致急性肾衰竭。不仅如此，持续性的尿酸水平增高也会导致慢性肾功能不全，甚至进展为尿毒症。因此早期发现尿酸水平的异常，能够大大降低肾脏损伤的风险。

7. 怎样防控痛风及痛风引起的肾损伤？

大部分的高尿酸血症患者没有明显的症状，只有痛风发作时才会表现出症状。因此，定期的体检是很有必要的。如果尿酸水平升高，且并发了尿路结石，此时就要警惕了，很可能是痛风的前兆。这种情况下需要咨询专业的医生，做一系列相应的检查，包括肾功能和尿常规等检测，必要时可进行尿酸排泄分数检查，来判断痛风以及痛风相关肾损伤的风险。

六、糖尿病肾病

邻居老王的老婆最近与闺蜜们常常抱怨最近几个月老王吃得多，每天买菜的开支都比以前多了很多。然而，老王的体重不增反减，简直就是白吃了，并且到了晚上还频繁起夜。刘大妈听了赶紧劝她带老王去医院查一查，刘大妈觉得老王的症状跟自己那个患了糖尿病肾病正在透析的老公早期的症状一样，就是耽误了治疗，现在发展成了尿毒症，生活质量大大降低。老王老婆将信将疑，但还是很快带老王去了医院。经过医生详细的检查，很快便被确诊为"糖尿病"。这下老王一家慌了，连忙跑去问刘大妈怎么办，刘大妈与刘大爷也是久病成医，简单介绍了一下糖尿病后，就带着他们去找了经常就诊的肾内科医生进行了咨询，并得到了专业的解答。

1. 什么是糖尿病？

糖尿病是一种常见的慢性代谢性疾病，控制不好会引起全身多个系统的并发症。当你出现口干、频繁喝水、小便多、一直想上厕所，并且吃得比以前多，但体重却明显下降时，就要注意去正规的医院监测你的血糖了，这就是糖尿病典型的"三多一少"症状。除此之外，还有一些不典型的表现，比如疲倦乏力、视物模糊、小便里泡沫多、皮肤瘙痒等，包括平时体检出现的血糖高这些情况，都需要我们留意并去医院做个详细的检查，明确是否患有糖尿病。

2. 发现一次血糖高就是糖尿病吗？

众所周知，高血糖是糖尿病的主要特征之一。如今，人们的健康意识和以前相比已经有了很大的提高，不少人有定期体检的习惯，还有人会在家里定期测血压、血糖等。但是，有些人一看到血糖高于正常值，就立刻怀疑自己患了糖尿病。事实上，不应该随随便便就给自己戴上糖尿病的"帽子"。糖尿病的诊断应参考下面的标准：

（1）有症状（如出现典型三多一少等）时，满足下列任意一项即可确诊：

A. 空腹血糖≥7.0 mmol/L；

B. 随机血糖≥11.1 mmol/L；

C. 糖耐量实验 2 小时血糖≥11.1 mmol/L。

（2）无明显症状时，满足下列任意一项即可确诊：

A. 不同日的两次空腹血糖≥11.1 mmol/L；

B. 不同日的两次糖耐量实验 2 小时血糖≥11.1 mmol/L。

3. 为什么不常吃糖也会患糖尿病呢？

有些糖尿病患者常常百思不得其解，为什么平时不爱吃糖和甜食，也会患糖尿病呢？其实糖尿病与吃不吃糖并没有太大的关系，而是跟人体的胰腺分泌胰岛素的情况相关。胰岛素是目前发现的人体内唯一一种能降低血糖的内分泌激素，如果胰岛素分泌得不够多，就会引起血糖升高。而有时候胰腺能分泌足够的胰岛素，但这些胰岛素不能正常工作，也会引起血糖升高,这就是所谓的胰岛素抵抗。同时,糖尿病还与遗传有关,如果家庭直系亲属有确诊的糖尿病,那就更应该注意检测血糖了。除此之外,现代人的饮食方式、生活习惯,比如暴饮暴食、运动过少,这些都有可能导致糖尿病的发生。

4. 什么是糖尿病肾病?

糖尿病肾病,顾名思义就是糖尿病引起的肾功能损害,是由于高血糖引起的肾小球硬化,也是糖尿病全身性微血管并发症之一,常见于病史超过 10 年的患者。约 30％的 1 型糖尿病和 20％～50％的 2 型糖尿病易发展成糖尿病肾病。近年来,糖尿病肾病的发病率普遍上升,困扰着糖尿病肾病患者的身体健康和日常生活,对患者的危害非常大,如果不及时治疗,将很快发展成终末期肾病,甚至会导致死亡。在生活中要想及早地发现糖尿病肾病,就一定要对糖尿病肾病的一些早期症状有所了解,只有这样才能将隐匿的糖尿病肾病及早发掘出来,以便于早期诊治,改善生活质量。

5. 出现哪些症状提示患了糖尿病肾病呢?

许多糖尿病患者对于糖尿病肾病的了解甚微,其早期症状不是很明显,患者也常常容易忽视,从而错过了最佳的治疗时间,导致耽误病情。因此,一旦确诊了糖尿病,除了在医院内分泌科就诊,还应及时至肾脏内科就诊,评估肾脏情况。而一旦出现下列某一症状,就更应该及时至医院肾脏内科就诊。

(1)尿量减少:由于肾脏滤过功能下降,部分患者随病情进展会出现尿量减少。也有很多患者尿量正常,但是随尿液排出的毒素减少,所以不能完全靠尿量来判断肾功能的好坏,这也是糖尿病肾病的症状之一。

(2)蛋白尿:出现蛋白尿,就是糖尿病肾病患者明显的临床表现,有时在糖尿病肾病初期就出现微量白蛋白尿症状,可作为早期糖尿病肾病的主要特点,能预测糖尿病肾病的发展。随着病情的发展,尿白蛋白排出量逐渐增多。尿蛋白排出开始为间歇性,以后变为持续性。尿蛋白排出量越多,病情越严重,肾小球滤过率下降的速度越快。

(3)水肿:水肿也是患者会有的症状表现,不过一般情况下患者是不会出现这种症状的,少数患者在血浆蛋白降低前,可有轻度水肿,当 24 小时尿蛋白超过 3 克时,水肿就会出现。明显的全身水肿,仅见于糖尿病肾病迅速发展者。

（4）下肢抽筋：患糖尿病肾病时间较长的人，如果出现腿抽筋或缺钙症状时，很可能是肾脏已经受到损害了，这种由肾病引起的缺钙一般补钙无效。出现这种情况要及时检查尿常规及肾功能，以防止糖尿病肾病的发生。

（5）全身症状：有些糖尿病肾病患者还会出现恶心呕吐、腹部不适，甚至出现厌食、体重减轻、虚弱无力等情况。由于血糖不能进入细胞，细胞缺乏能量所致，出现这些情况时都应及时去医院就诊。

6. 尿糖高是怎么回事？ 尿糖高就一定是糖尿病肾病吗？

尿常规因为方便快捷，是绝大部分糖尿病患者复查必备的检查项目，也是很重要的一项检查。很多糖尿病患者的尿常规中常常提示尿中葡萄糖阳性，这时候有的患者就会担心是不是肾脏出了问题，自己是不是患了糖尿病肾病？

其实不然，尿糖是指尿中的糖类，主要是指尿中的葡萄糖。正常人因为肾脏的重吸收作用，尿中葡萄糖含量极少，一般方法测不出来，所以正常的尿常规中葡萄糖应该是阴性，也就是说尿中应该没有糖。在正常人，只有当血糖超过 13 mmol/L 时，糖才能较多地从尿中排出，形成尿糖。因此血糖的高低决定着尿糖的有无。但是妊娠或其他一些疾病会导致肾糖阈下降，这时虽然血糖正常，但是尿中能检测到葡萄糖，所以尿糖检测是阳性不一定都是由糖尿病引起的，尿糖高不一定是糖尿病，更不一定是糖尿病肾病了。

除糖尿病外，还有哪些疾病也可引起尿糖阳性呢？

其实，血液里的糖分在肾脏的排泄取决于三个方面：血糖的浓度，肾脏对葡萄糖的过滤作用，肾脏对葡萄糖的重吸收。如果三个方面中任何一方发生异常，三者失去平衡，就可能引起尿糖阳性。

而生活中常见的导致尿糖阳性的原因有以下几个：

（1）肾性糖尿：主要是由于肾脏糖重吸收功能受损，使部分糖从尿中漏失，引起尿糖试验阳性，但血糖正常，多见于慢性肾炎、肾病综合征、家族性糖尿及新生儿糖尿等。少数妊娠妇女也有暂时性肾糖阈降低而出现糖尿。

（2）内分泌性糖尿：患有内分泌或代谢疾病者，尿糖常增高。如甲状腺、肾上腺皮质、脑垂体前叶等内分泌腺功能亢进时，尿糖呈阳性。

（3）应激性糖尿：见于脑出血、脑肿瘤、颅骨骨折、脑外伤、麻醉等，这些疾病有时会引起血糖暂时性过高，伴有糖尿，随着病情的缓解，血糖恢复正常，尿糖转为阴性。

（4）一过性糖尿：有的人若在短时间内进食高糖含量的饮食，糖分很快经肠道吸收进入血液，使血糖浓度升高，超过了肾糖阈，就会引起糖尿。当停止食用这些食物时，则尿糖会迅速转阴。

（5）尿糖假阳性：有些患者服用某些药物，如氨基比林、咖啡因、维生素C、水杨酸制剂或肾上腺皮质激素、口服避孕药等，常会抑制体内胰岛素释放，尿糖也会呈阳性，但这也是一过性的尿检异常，停用上述药物后尿糖也会很快转阴。

7. 越早发现糖尿病肾病对改善预后越有重要作用，那么什么指标提示糖尿病早期出现了肾脏损害？

糖尿病肾病早期首选的检查仍然是小便，但不是尿常规检测，而是要检测尿中的微量白蛋白。众所周知，肾脏主要功能是排毒，肾脏的主要排毒功能是通过过滤作用，把有害的物质过滤掉形成尿液排出体外，肾脏的滤过膜就像是一个筛子，将不好的东西有选择性地筛掉。当肾脏出现问题时，这个筛子的孔就会被破坏，对人体有用的蛋白质等物质则会通过坏掉的滤过膜漏出进入尿液中。早期的糖尿病肾病患者滤过膜孔破坏的不是很大，只能漏出一些小分子蛋白，此时尿中便开始出现微量白蛋白，此时患者肾功能多数是正常的，肾小球滤过率常常也在正常范围内。而随着病情进展，滤过膜损害进行性加重，筛孔逐渐变大，大分子物质也会通过这些筛孔漏到尿中，从而出现大量蛋白尿。这就是一般的尿常规检测中查到的尿蛋白，它们属于大分子的球蛋白。一旦普通尿常规检测出尿蛋白，就提示患者的肾脏损害已不是早期了，而是进展到了不可逆转的地步，这时候患者的肾功能如肌酐常常也出现了损害。

因此，糖尿病肾病早期往往没有明显的不适，主要表现为尿微量白蛋白的增加，通过检测尿微量白蛋白便可以让患者在早期得到及时的诊治，肾脏病变也很大可能得到逆转。据相关统计报道，大约超过50%的早期糖尿病肾病患者如果不加以控制干预，将在5~10年进展到临床期糖尿病肾病，一旦进入到这个阶段，患者的肾功能将出现不可逆的病变，约25%的患者可在5年甚至更快发展为终末期肾病，需要行肾脏替代治疗，就是我们常说的透析治疗及肾移植，这将给患者的日常生活带来严重的危害。

因此，对于糖尿病患者来说，在诊断糖尿病时就应检测尿微量白蛋白，以后每半年至一年检测 1 次，以便及时发现肾脏损害，让患者早期得到及时的诊治。

8. 糖尿病肾病应该怎么治疗？

糖尿病肾病发生后，如果得不到合理的治疗，肾脏内的小血管、微血管逐渐出现硬化，肾小球囊内的血流量从负荷过量的增加，逐渐减少，随着硬化的加重，肾小球滤过膜进行性加重，肾血管血流量减少，最终出现肾衰竭。

因为糖尿病不仅仅是一个病，而且是多器官功能损害的一种综合征，因此在治疗方面不单单是控制血糖，对于饮食习惯、生活方式、血压、血脂等也要积极控制。

（1）生活方式干预：首先是戒烟，限制食盐的摄入，避免大油大荤，低盐不是无盐，平时饮食应当清淡，除了含糖量高的食物之外没有什么特别忌口的。

（2）血糖控制：糖尿病肾病患者的血糖控制不应该千篇一律，应遵循个体化原则，不同患者的血糖控制标准也大不相同。有些情况下应适当放宽血糖范围，治疗的关键原则是在控制血糖的同时，减少低血糖的发生和避免血糖过度波动。

1）对于病情较轻的患者，可以通过饮食、运动以及服用对肾功能影响较小的降糖药（如二甲双胍）等方式治疗，控制标准应尽可能使患者血糖正常或接近正常，即空腹血糖在 4.4～6.1 mmol/L，餐后血糖＜7.8 mmol/L。

2）随着糖尿病发病年轻化，对于中青年、病程较短的患者，控制标准：空腹血糖在 4.4～6.1 mmol/L，餐后血糖＜7.8 mmol/L，糖化血红蛋白＜6.5%。

3）年龄在 70 岁以上的老年患者，控制标准应当在安全的前提下适当放宽，即空腹血糖在 6.0～7.0 mmol/L，餐后血糖在 8.0～10.0 mmol/L，糖化血红蛋白在 6.5%～7.0%。

对于降糖药物的选择，应注意选择对肾脏损害小的或是从肾脏排泄较少的药物，这就需要患者去医院肾内科就诊，选择专业的用药指导。

（3）控制血压：对于糖尿病肾病患者来说，很多危险因素都会加重糖尿病的肾脏损害,其中影响最大的就是高血压。若糖尿病肾病患者合并有高血压,则会进一步增加其肾病进行性恶化的风险,所以对糖尿病肾病合并高血压患者进行降压治疗显得格外重要。

控制目标:血压<130/80 mmHg,对于老年患者来说,则应控制在<140/90 mmHg。

而 ACEI 或 ARB 在糖尿病肾病中有控制血压、减少蛋白尿的作用,是目前治疗糖尿病肾病的一线药物。但每个患者对于降压药物的选择还应遵循医生的建议,因为人与人之间存在差异性,适合别人的不一定适合你。

9. 糖尿病肾病患者应如何控制饮食?

民以食为天。很多糖尿病患者关心的重点更多的在于我能吃什么?哪些食物可以降血糖? 等等。随着现代科学技术的发展,社交网络成为我们生活中不可或缺的一部分。我们时常能听到这样的言论:"听说吃秋葵、苦瓜、南瓜能降血糖""喝了果树叶煮的水就根治了糖尿病"等。偏方治大病,很多患者都会病急乱投医,到处找没有科学依据的方法来使用,有的甚至加重了病情的进展。别人的方法不一定适合你,医学不能靠道听途说,找医生才是你正确的选择。

很多糖尿病患者觉得米饭等主食富含碳水化合物,对血糖影响较大,总想少吃一点,甚至不吃,其实这种想法是错误的。人是铁,饭是钢。主食是我们人类最主要的能量来源,不吃主食相当于电池没有电,没有了能量,人体这样一个大环境怎么工作呢? 因此主食要吃,但不能多吃,最主要的还是要均衡饮食。糖尿病患者更需要种类丰富、营养均衡的饮食,只是吃的量要因人而异,避免高热量饮食,比如含糖量高的、油炸、煎烤类的食物。

10. 无糖食品真的不含糖吗?

很多糖尿病肾病患者对于饮食的控制相当严格,但随着生活水平的提高,不少人还是禁不住食物的诱惑。现在的超市经常可以看到一些"无糖食品",宣传广告都是针对糖尿病患者的,使得广大老百姓认为无糖食品吃起来比普通食品更健康,更适合糖尿病患者。但事实证明,无糖并不等于健康。很多糖尿病患者食用了无糖食品,但血糖明显升高了,加重了病情。这是为什么呢? 原因在于所谓的"无糖食品"只是不含有蔗糖、果糖等物质,但还是由碳水化合物组成,有些甚至含有大量的油脂,热量要比普通食品更高,对血糖的影响更大。因此,在饮食方面,不要听信一些虚假的宣传,要科学地看待疾病。

糖尿病肾病的诊断:

根据 2012 年改善全球肾脏病预后组织(KDIGO)发布的《慢性肾脏病(CKD)评估与管理临床实践指南》,糖尿病患者符合以下标准应该考虑糖尿病所致肾脏损伤:肾脏结构或功能异常超过 3 个月,且影响健康;出现糖尿病视网膜病变或者糖尿病病史超过 10 年,并且伴有以下任何一项异常大于 3 个月者:①白蛋白尿:尿白蛋白排泄率(AER)≥30 mg/24 h 或随机尿白蛋白与肌酐比值(ACR)≥30 mg/g;②尿沉渣异常;③肾小管病变导致电解质或其他异常;④组织病理学异常;⑤影像学发现结构异常;⑥肾移植病史;⑦肾小球滤过率(GFR)<60 ml/(min · 1.73 m²)。

七、脸上小皮疹,肾上大问题

刚刚大学毕业的美美终于找到了一份心仪的工作,刚工作不久同事就发现美美脸上逐渐出现了像蝴蝶一样的红色皮疹。由于皮疹不疼不痒,美美并没有在意,甚至觉得还有点好看。渐渐地,她时不时感觉双手关节疼痛,小便里也有泡沫,脸上的皮疹在晒了太阳之后红得更明显了,美美一直以为是刚工作压力大引起的,但美美妈妈很担心她的这种情况,经常催促她去医院。美美看着镜子中的自己双颊和耳郭逐渐增多的淡红色皮疹,按捺不住终于去了医院挂了皮肤科,但让她百思不得其解的是,医生居然让她把号退了换成肾脏内科的号,这是为什么呢?

1. 肾脏病也会表现出皮肤的症状吗?

肾脏是我们人体器官中的"哑巴",在肾脏开始出现问题时,我们常常不会感觉有什么特异性不适,一旦出现明显的症状,可能肾脏已经病变得很严重了。因此对某些肾脏病表现的其他症状我们更不能忽视,肾脏问题如果在早期能得到有效的控制,那么预后一般也会得到改善。目前最常被忽视的就是狼疮性肾炎和紫癜性肾炎。这两种疾病的临床表现多种多样，且以皮疹表现最为明显，因此患者多半会选择皮肤科就诊，有时没有得到专科医生及时的确诊，常常会延误病情。那这两种肾炎的皮疹表现是什么样的呢？

（1）狼疮性肾炎：典型的皮损表现为颜面部蝶形红斑，为位于颧突的对称性水肿性红斑，皮损常越过鼻梁，偶尔也可见到单侧性的，伴有或不伴有水肿的全身性的红斑。

（2）紫癜性肾炎：该病的皮疹多呈对称性分布。皮疹初起时为红色斑点状，压之可消失，以后逐渐变为紫红色出血性皮疹，稍隆起皮表。皮疹常对称性分布于双下肢，以踝、膝关节周围多见，可见于臀部及上肢。此外，还会出现关节疼痛、腹痛等其他症状。

2. 什么是狼疮性肾炎？

在了解狼疮性肾炎之前，我们应该对系统性红斑狼疮有个初步认识。系统性红斑狼疮（SLE）是一种临床表现为多系统损害症状的慢性系统性自身免疫性疾病，其血清具有以抗核抗体为主的大量不同的自身抗体。本病病程以病情缓解和急性发作交替为特点。有内脏（肾、中枢神经）损害者预后较差。SLE 好发于生育年龄女性，多见于 15～45 岁年龄段，女性患者人数与男性之比为（7～10）：1。SLE 中国人群患病率为 70/10 万人，妇女中则高达 115/10 万人。SLE 临床表现复杂多样，多数呈隐匿起病，开始仅累及 1～2 个系统，表现为轻度的关节炎、皮疹、隐匿性肾炎、血小板减少性紫癜等；部分患者可由轻型突然变为重症狼疮，更多的则由轻型逐渐出现多系统损害（如肾脏、血液、呼吸、中枢神经系统等），甚至表现为狼疮危象。

而狼疮性肾炎，则是在系统性红斑狼疮（SLE）基础上合并肾脏出现不同病理类型的免疫性损害，同时伴有明显肾脏损害等临床表现的一种疾病。除 SLE 全身表现外，主要临床表现为血尿、蛋白尿、肾功能不全等。很多患者在被诊断为系统性红斑狼疮时，会出现尿液检查异常，伴或不伴血清肌酐升高，因此常常会低估系统性红斑狼疮的肾脏病变。尽管有些患者的肾脏已有显著的病理改变，但没有明显的肾脏受损表现，常常在早期遭到忽视。

3. 狼疮性肾炎患者应做哪些检查？

（1）尿常规：可有不同程度的尿蛋白、血尿、白细胞、红细胞及管型尿。

（2）血常规：可有白细胞、红细胞、血小板减少。

（3）红细胞沉降率（血沉）：绝大多数狼疮性肾炎患者血沉增快，即使在缓解期也不可能完全恢复正常。

（4）血涂片：可见红斑狼疮细胞。

（5）免疫学检测：血清多种自身抗体阳性，尤其是抗核抗体、抗双链DNA抗体阳性，血循环免疫复合物阳性，低补体血症。

（6）肾功能检测：狼疮性肾炎患者可能出现肌酐清除率不同程度下降，血尿素氮和肌酐升高。

（7）肾穿刺活检：尽管有些狼疮性肾炎患者的肾脏已有显著的病理改变，但没有明显的肾脏受损表现，因此肾穿刺对于早期控制病情、改善预后有着重要的意义。

4. 患了狼疮性肾炎是不是就是"绝症"？

狼疮性肾炎并不是"绝症"，虽然它不能根治，但还是有很多治疗方案来控制它的进展。目前治疗狼疮性肾炎的主要目的在于控制狼疮的活动，保护肾功能，延缓肾小球硬化的进程。对于轻型狼疮性肾炎靶器官功能正常或稳定者，酌情用抗疟药（羟氯喹），可短期使用中、小剂量糖皮质激素（如泼尼松），必要时加用免疫抑制剂（环磷酰胺、吗替麦考酚酯等）。

对重要靶器官出现明显损伤者，肾小球肾炎持续不缓解、急进性肾小球肾炎、肾病综合征患者，应给予标准激素治疗[泼尼松 1 mg/（kg·d）]以及免疫抑制剂治疗，对于急性危及生命的重型狼疮患者应给予激素冲击治疗（甲泼尼龙 0.5～1.0 g/d）。当上述方法效果欠佳或病情较重时，可考虑血浆置换疗法。伴有急性严重肾功能不全、心力衰竭时应紧急透析，使其度过危险期。

患者经过正规医院规范诊治后，其寿命及生活无异于正常人。

5. 患了紫癜性肾炎应该怎么办？

患了紫癜性肾炎，怎么治疗？是否能根治？是患者及家属最关心的问题。一般过敏性紫癜的肾脏病变多见于出疹后4～8周，少数为数月之后。蛋白尿多属轻微，但也可发展成大量蛋白尿而表现为肾病综合征。出现这些情况时应及时至正规医院肾内科就诊。治疗方案上一般会使用糖皮质激素、免疫抑制剂等，必要时需完善肾穿刺活检检查，进一步明确肾脏病理改变,指导后续治疗。

而在平时生活中应注意休息,避免劳累。对水肿、大量蛋白尿患者应予低盐、限水和避免摄入高蛋白食物。饮食上以含优质蛋白质食物为主,如鸡蛋、瘦肉、鲜牛奶,但不可进食过多。并且立即停止食用和接触可能引起过敏的食物、药物、花粉、油漆等,积极寻找可能的过敏原,避免再次接触。

6. 什么是乙肝病毒相关性肾炎?

我国是乙型肝炎病毒感染的高发区,肾脏是乙肝最常受累的肝外器官之一。乙肝病毒相关性肾炎也是我国常见的肾炎类型之一。该病患者起病多为儿童和青少年,男性多于女性,膜性肾炎居多,患者多数为乙肝病毒携带状态,肝脏可无病变或病变轻重不一。有症状者常表现为血尿、蛋白尿、肾病综合征、肾炎综合征等,可有水肿、高血压。临床表现主要为肾病综合征,最常见可高达 80%,依次为肾小球肾炎、单纯性血尿或单纯性蛋白尿。目前乙肝相关性肾炎的治疗方法主要包括抗病毒治疗、免疫抑制剂治疗等。

1. 狼疮性肾炎的诊断

狼疮性肾炎(LN)的诊断首先需符合系统性红斑狼疮(SLE)的诊断标准,即 SLE 国际合作组织公布的 SLE 分类新标准,同时符合 2012 年美国风湿病学会提出的有持续的蛋白尿($>0.5\,\mathrm{g}/24\,\mathrm{h}$ 或尿蛋白$>+++$)和/或出现细胞管型(红细胞管型、颗粒管型、血红蛋白管型或混合管型等)。

2. 狼疮性肾炎的治疗

狼疮性肾炎的治疗在过去的半个世纪里已有很大的进展,特别是随着大剂量肾上腺皮质激素及细胞毒类药物的应用,LN 的预后得到明显改善。

狼疮性肾炎的治疗原则为:

1)根据病理类型的不同制订相应的治疗方案。

2)除少数轻型病例外,一般分为诱导治疗和维持治疗两个阶段。诱导治疗的目的是迅速控制免疫炎症反应和临床症状,调整免疫失衡,减少组织损伤及随后的纤维化,此期免疫抑制治疗药物剂量较大,作用较强。维持治疗的目的是稳定病情,防止复发,力求采用最小有效剂量控制病情,以降低长期治疗的不良反应。诱导治疗的时间一般为6~9个月,但有时诱导治疗和维持治疗并没有明显的界限。

3)狼疮性肾炎往往需要长期甚至终身的治疗,切忌在病情稳定阶段贸然减药或停药。在维持阶段的后期,可以在密切观察临床和实验室指标的前提下极缓慢地减少剂量,除少数极轻型狼疮性肾炎外,一般需要小剂量糖皮质激素和免疫抑制剂维持。

4)免疫抑制剂治疗是一把双刃剑,须密切观察治疗中的近期、中期和远期不良反应。不同治疗方案、疗程中可能发生的不良反应各有特点。

(1)常用免疫抑制剂及其用法:

1)糖皮质激素:如泼尼松,一般起始剂量1 mg/(kg·d),持续8~12周逐渐减量,一般在治疗6个月(诱导治疗末期)减至0.4~0.6 mg/(kg·d),后根据临床和实验室检查结果以及联合应用免疫抑制剂的种类继续缓慢减量,至0.1~0.2 mg/(kg·d)长期维持。目前尚无确切的证据显示能用其他免疫抑制剂替代泼尼松。对于严重的、极度活跃或伴急进性肾炎的LN患者,其血清循环免疫复合物及抗DNA抗体滴度水平高。传统的口服泼尼松在这些患者中可能无效,而环磷酰胺冲击治疗至少在10~14天起效。在此情况下,起始治疗应予甲泼尼龙冲击:500~1000 mg/d,共3天,从而起到快速免疫抑制作用,继以中等剂量口服维持。对严重的、活跃的LN(急性肾衰竭、新月体形成),诱导治疗阶段可每月冲击治疗1次,并与环磷酰胺冲击治疗相结合。

2)环磷酰胺(CTX):属烷化剂,既可影响增殖的细胞,也可影响处于静止期的细胞,其免疫抑制程度与剂量及疗程呈正相关。CTX既可静脉应用,也可口服。大量研究表明,激素加细胞毒药物如环磷酰胺或硫唑嘌呤能显著延长肾脏的生存时间。有分析表明,加用环磷酰胺或硫唑嘌呤,较单用激素可使终末期肾衰竭进展的发生率降低40%。常用的治疗方案包括：①NIH冲击方案。CTX每月1次的冲击治疗加上糖皮质激素，疗效好，为重症LN的标准治疗方案。CTX 0.5～1 g/m²，每月1次，共6个月。治疗过程中要监测白细胞计数>3×10⁹/L。②欧洲狼疮冲击方案。剂量小于NIH方案。CTX 500 mg，2周1次，共3个月。初步报道对增殖性LN疗效不差于NIH方案，但不良反应减轻。③口服CTX方案。1.0～1.5 mg/(kg·d)，最大剂量不超过150 mg/d，其疗效等同于静脉冲击方案，但也有报道其治疗毒性反应较冲击治疗大，可作为冲击治疗不能实施时的一种选择。CTX一般用于诱导治疗，以往有延长用药间隔至3个月1次的方案用于长期维持，由于复发率较高、不良反应增多而渐被摒弃。

3）霉酚酸酯（MMF）：可用于诱导治疗和维持治疗。在LN患者中可作CTX外的另一选择，尤其是当患者不愿接受CTX治疗，或在应用CTX过程中出现严重不良反应而使治疗无法继续（如发生出血性膀胱炎或卵巢功能障碍等）情况下。有前瞻性研究表明，MMF对增殖性LN（Ⅲ型和Ⅳ型）的疗效至少不低于环磷酰胺。但对重度增殖性LN的确切疗效尚未证实。也有研究显示，MMF的长期肾功能保护不及CTX方案，复发率也略高。MMF诱导阶段的用量一般为2 g/d，不超过3 g/d。维持阶段的剂量为1～2 g/d。

4）硫唑嘌呤（Aza）：在SLE中可选择应用，大多数用于肾外病变。在LN中，一般不用于诱导缓解治疗，而作为CTX诱导病情改善后的维持用药，帮助激素减量从而减少长期使用激素所产生的并发症。研究显示，以Aza或MMF作为维持治疗的方案显著优于CTX维持方案，且不良反应较少。Aza维持治疗的剂量一般为1～2 mg/(kg·d)。

5）神经钙蛋白抑制剂：常用的为环孢素A及他克莫司，两者同为神经钙蛋白抑制剂，能抑制IL-2的产生，从而发挥抗淋巴细胞增殖的作用。常用剂量为环孢素A 3～5 mg/(kg·d)，或他克莫司0.05～0.1 mg/(kg·d)，分2次服用，一般6～8周可见效，病情稳定后逐渐减量。神经钙蛋白抑制剂作为一种选择性用药在 LN 中应用经验有限,主要用于膜性 LN 及一些难治性 LN。本药可加剧患者的高血压症状,同时对肾小管间质有毒性损害,在减药过程中易引起疾病复发,且因其价格昂贵而应用受限。

6)来氟米特:是一种新型免疫抑制剂。起始先予 50～100 mg/d 负荷量,连续 3 天,维持剂量为 20～30 mg/d。一项多中心研究显示,来氟米特联合激素治疗增殖性 LN 的总有效率达 80%,其中完全缓解率为 40%,疗效和 CTX 冲击方法相似。主要不良反应包括消化道症状、肝酶异常、感染、脱发等。

（2）其他治疗方法:

1)血浆置换:血浆置换可迅速清除致病自身抗体,但对照试验未发现血浆置换对 LN 治疗的益处,且该治疗方法价格昂贵,也可导致严重不良事件包括严重感染及死亡等,因此须严格掌握血浆置换的适应证。目前认为,血浆置换在狼疮相关性抗磷脂抗体及血栓性血小板减少性紫癜的治疗中可发挥一定的作用。血浆置换的同时需加用激素和细胞毒药物。

2)免疫球蛋白静脉注射（IVIG）:静注人丙种球蛋白 0.2～0.4 g/(kg·d),每日或隔日 1 次,连用 5～10 天,可使 LN 症状缓解,蛋白尿显著减少或消失,为一种价格昂贵的短程治疗。通常用于治疗对激素及 CTX 禁忌或产生显著副作用,有严重感染,狼疮伴血小板减少或难治性中枢神经系统病变。研究表明此种疗法有免疫抑制的特性（如抑制致病性的抗-DNA 特种抗体）,每月 1 次的冲击治疗可作为 LN 诱导缓解后的辅助维持用药。

3)利妥昔单抗:利妥昔单抗（RTX）是一种特异性针对 CD20 分子的抗体,能与 B 淋巴细胞表面的 CD20 结合,并通过补体介导的细胞毒作用等机制对 B 淋巴细胞进行特异性清除,从而达到治疗作用。目前推荐利妥昔单抗可作为难治性 LN 的"二线治疗"手段,由于尚无证据显示利妥昔单抗联合 MMF 和激素优于未联合组,目前不推荐该药作为 LN 初治的首选方案。常用的剂量为 $375\,mg/m^2$,每周 1 次,共 4 次。

（3）其他协同治疗：

1）羟氯喹：推荐应用于各型 LN,可防止肾功能进展和狼疮复发,减少血管血栓性事件,降低心血管事件发生率。最大剂量不超过 $6\sim6.5\,mg/(kg\cdot d)$。接受羟氯喹治疗的患者须定期接受眼底检查,尤其是疗程超过 5 年的患者。

2）降蛋白尿治疗：LN 患者存在蛋白尿者应常规使用 ACEI 或 ARB,目标蛋白尿控制应 $<1\,000\,mg/d$。联合应用 ACEI 和 ARB 可进一步降低尿蛋白量,但对长期肾脏预后和患者存活率的影响尚有争议。

3）控制血压：高血压的控制及药物选择应参照一般高血压治疗的标准。ACEI、ARB 为首选,目标血压控制在 $<130/80\,mmHg$。

4）控制血脂：当肾病综合征持续时间超过 $2\sim3$ 个月时,通常需开始用 HMG-CoA 还原酶抑制剂或其他降脂药。目标 $LDL<80\sim100\,mg/dl$。

3. 不同类型 LN 治疗方案的选择

免疫抑制剂治疗并非适用于每个狼疮性肾炎的患者,也不是所有狼疮性肾炎患者出现肾功能损害时均需上述的强化免疫抑制剂治疗。LN 的治疗应按个体化分级进行,其中肾活检病理检查对 LN 的治疗起着重要的指导作用。

（1）Ⅰ型 LN：通常预后良好,不需要特别的治疗,除非有肾外狼疮活动的表现,或进一步发展成更严重的肾小球病变。

（2）Ⅱ型 LN：对于蛋白尿少于 $1\,g/d$ 者治疗同Ⅰ型 LN。蛋白尿较多者（尤其是 $>3\,g/d$）,应接受糖皮质激素和免疫抑制剂治疗。Ⅱ型 LN 达到肾病范围蛋白尿者往往存在足细胞病变,推荐神经钙蛋白抑制剂治疗。

（3）增殖性 LN(Ⅲ型和Ⅳ型)：一般应采用强化治疗,可分为诱导治疗和维持治疗两个阶段。诱导期治疗可予以静脉 CTX 冲击治疗,每月 1 次,共 6 次(NIH 方案)。也可采用欧洲狼疮冲击方案。CTX 应用过程中所引起的副作用（严重骨髓抑制、出血性膀胱炎、膀胱移行上皮细胞癌）需十分小心。同时给予口服泼尼松 1 mg/(kg·d)，8～12 周后逐渐减量。亦有采用激素冲击（甲泼尼龙每日 1 g/m²，共 3 天）治疗此型 LN。对于此型中相对较轻的患者，可用 MMF(2～3 g/d)加激素的治疗方案以减少由 CTX 治疗带来的毒副作用，同样可获得较好的疗效。诱导治疗若能获得临床完全缓解，则提示其肾脏长期预后良好。大约有半数此型患者在上述治疗药物减量或停药后会复发。故一旦达到缓解，需用维持剂量免疫抑制剂帮助维持缓解，预防复发，降低其发展成终末期的危险性。维持治疗须在末次 CTX 冲击治疗结束后至少 4 周，白细胞计数＞4×10^9/L，中性粒细胞绝对计数＞1.5×10^9/L 时方可进行。关于维持治疗的最佳方案及疗程并无明确定论。一般可做如下选择：口服 MMF 或硫唑嘌呤 12～24 个月；CTX 冲击治疗每 3 个月 1 次，直至患者完全缓解后 1 年；环孢素或他克莫司维持 24 个月。临床试验表明，MMF 或硫唑嘌呤维持治疗较 CTX 冲击治疗更加安全有效。总之，凡有此型的存在，就有强化治疗的指征。尽管如此，仍有一些患者最终会发展成肾功能不全。

（4）膜性（V 型）：关于此型患者的预后可有很大差异。当其合并Ⅲ型及Ⅳ型相关病变时，预后较差，一般应采用强化治疗，方案可参照弥散增殖性 LN 治疗方案。对于纯 V 型 LN，如肾功能正常，且蛋白尿未达到肾病综合征范围者，通常无须免疫抑制剂治疗，除非存在肾外狼疮活动的表现。而对那些持续性肾病范围蛋白尿的患者，可参照弥散增殖型肾小球肾炎的治疗方案，也可予环孢素或他克莫司加中等剂量泼尼松[0.4～0.6 mg/(kg·d)]治疗。

（5）弥散增殖性 LN 伴溶血性尿毒症、血栓性血小板减少或伴血清抗磷脂抗体阳性血栓性微血管病变时，可考虑在泼尼松与细胞毒药物治疗的基础上加用抗凝药物或小剂量

阿司匹林以减少血栓栓塞性并发症。如静脉注射肝素，剂量
为 $75\sim100$ mg/d，一般 1 周为 1 个疗程，随之口服华法林
等。双嘧达莫为抗血小板聚集药，可长期配合应用，剂量为
$50\sim75$ mg/d。在无症状或轻症患者中，可长期用小剂量阿
司匹林，但一般不主张预防性用华法林抗凝。

（6）对于肾功能急剧恶化、严重高血容量、顽固性心衰病
例则应采用紧急血液透析或腹膜透析等治疗，使患者度过危
险期，为其他治疗创造条件。对于病情呈慢性过程，病理改
变亦以慢性为主者，一般不宜盲目地长期使用泼尼松及细胞
毒药物，以防产生严重的致死性副作用。

（7）对于一些临床难治性或复发性的 LN（通常为 Ⅳ 型），
除了采用通常所用的激素、CTX 及硫唑嘌呤等并且延长总
疗程外，对那些治疗反应差的患者，尚可采用其他的治疗方
案：更换治疗方案，如原采用 CTX 方案者改用 MMF；加用血
浆置换；试用神经钙蛋白抑制剂；试用 IVIG；试用利妥昔单
抗等。国内有单位提出多靶点治疗方案，即联合应用
MMF、他克莫司和糖皮质激素三药。初步研究显示，多靶点
治疗难治性 LN 疗效优于任何两药联用，而不良反应并无增
多。也可尝试大剂量化疗伴干细胞移植、免疫吸附以及抑制
补体系统如抗 C5 抗体治疗等新的治疗方案，但这些治疗各
有局限，且远期疗效不明，有的尚处于探索阶段，采用时需根
据实际情况，慎重考虑。

（8）终末期狼疮性肾炎的治疗：终末期 LN 患者，多数表
现为肾小球硬化、间质纤维化，肾衰竭需进行透析治疗。此
时多数患者 SLE 活动性表现亦减轻，应用皮质激素及免疫
抑制药物的剂量亦减少。一般患者经长期透析治疗后病情
稳定，存活率同其他肾小球疾病晚期相近。当病情活动完全
静止后（一般建议透析 1 年以上），可做肾移植，持续缓解的
SLE 患者中，移植后 LN 复发十分少见。

八、多囊肾——"葡萄串样的肾脏"

　　张先生,今年40岁,7年前劳累后出现"小便颜色发红",赶到医院检查,医生告诉他是多囊肾出血,予止血治疗后好转,但张先生也没放在心上。此后曾反复多次出现肉眼血尿,可自行好转,未正规治疗。随后几年张先生感觉肚子渐渐变大,两侧腰部变得有点硬硬的,偶有腹痛及腹胀。1周前张先生弯腰干活时出现腰痛,并有发热及肉眼血尿,遂来院就诊。入院后查体,体温38.3℃,血压160/100 mmHg,腹部膨隆,两侧腹部可触及肿大肾脏,表明凹凸不平。入院后检查,尿白细胞计数增多,血肌酐升高,泌尿系彩超示:多囊肾,输尿管上段结石。此次医生告知张先生带家里的亲人都去检查,发现其母亲、姨娘、小儿子、表兄弟均患有多囊肾。

1. 什么是多囊肾? 多囊肾与肾囊肿有什么区别?

　　多囊肾是一种先天性遗传性疾病,是肾脏皮质和髓质出现多个囊肿的一种遗传性肾脏疾病,其发病有家族聚集性,男女均可发病。可分为两型:常染色体显性遗传型和常染色体隐性遗传型。成人型多囊肾多为常染色体显性遗传,是导致成人肾衰竭最常见的遗传性疾病,90%异常基因位于16号染色体短臂,另有10%不到患者的异常基因位于4号染色体的短臂。其发病率在1/1000到1/400,约占终末期肾脏病病因的10%,我国目前有150~300万先天性多囊肾患者。多数患者有阳性家族史,但大多都在成年以后开始发病,以双侧肾脏弥散性大小不等的囊肿为特征,囊腔及肾脏体积可以逐渐增大,最终可引起肾衰竭。

　　肾囊肿一般为单个或者数个囊肿,一般不会引起肾脏功能的损害,可以是单侧,也可以是双侧,一般认为肾囊肿是肾脏的退行性改变,随着年纪的增大而发生,60岁以上的老年人进行B超检查都会发现有肾囊肿,一般不需要治疗,除非囊肿巨大压迫了正常组织才需要外科治疗。

2. 成人型多囊肾怎么诊断?

　　主要诊断依据:①B超检查肾脏上布满无数大小不等的液性囊肿;②家族中有一个或者多个亲人患有多囊肾;③基因检测呈阳性结果。

　　辅助诊断依据:①多囊肝;②肾功能不全;③胰腺或脾脏囊肿;④心脏瓣膜异常;⑤颅内动脉瘤;⑥腹部疝。

如有①②两项主要标准及一项次要标准,临床即可诊断。

如仅有第①项主要诊断标准,无多囊肾家族遗传病史,需行基因检测或者要有三项以上次要标准,才能确诊。

B超诊断标准:①小于30岁,有一侧或双侧有2个囊肿;②30~59岁,双侧肾脏至少有2个以上囊肿;③大于60岁,双侧肾脏至少有4个以上囊肿,④如果同时有肾外(如肝囊肿)表现,诊断标准可放宽。

3. 多囊肾常见的症状有哪些?

早期多囊肾体积较小时,患者可无明显症状,随着囊肿数目及大小逐渐增多、增大,患者可出现以下症状:①腰痛:患者可有腰背部钝痛,也有剧痛或者腹部疼痛;②肾脏肿大:两侧肾脏病变进展不对称,大小有差异,直至晚期两侧肾脏可占满整个腹腔,患者可在腹部触摸到肿大的肾脏,表面凹凸不平,质地较硬;③血尿(小便颜色变红):若由囊肿壁血管破裂导致,可出现肉眼血尿;④血压升高:这与囊肿压迫周围组织,激活肾素－血管紧张素－醛固酮系统有关;⑤发热、尿路感染:可与血尿同时发生,若是囊内感染往往较难控制,原因是抗生素难以渗透囊肿中去;⑥肾功能不全:随着囊肿增大增多,正常肾组织越来越少,肾小球滤过功能下降,肌酐水平升高。

4. 多囊肾如何分期?

(1)发生期:此病为遗传性疾病,一般出生即有囊肿,但由于囊肿较小,一般检查难以查出,20岁以前不易发现,但家族中有多囊肾病史,应早期检查,及早发现多囊肾的生长状况,早期保养及治疗。

(2)成长期:患者在30~40岁时,囊肿一般生长较迅速,这一时期应积极治疗,控制囊肿增长速度,预防并发症的发生。目前已有多种药物进入临床实验阶段,相信不久的将来,有药物能够有效抑制多囊肾囊肿增长并能够延缓肾功能进展。

(3)肿大期:患者进入40岁以后,囊肿会进一步的生长增大,当囊肿超过4 cm以后到囊肿破溃这一时期,称之为肿大期。此时可能出现多种临床症状,如腰痛、血尿、蛋白尿、血压升高等,需及时住院治疗及管理并发症。

(4)破溃期:如果囊肿进一步持续生长,在一些外力作用下,会出现破溃,可出现肉眼血尿及泌尿道感染,此时需积极住院治疗,防治败血症和肾功能进一步恶化。

（5）尿毒症期：针对尿毒症治疗，保护肾功能，晚期可行腹膜透析或血液透析治疗。

5. 多囊肾会出现哪些并发症？

（1）泌尿系统表现：腰背部疼痛，血尿，上尿路感染，合并肾结石。

（2）心血管系统表现：高血压，可伴有左心室肥大、颅内动脉瘤等疾病。

（3）消化系统表现：30％～40％患者伴有肝囊肿，10％患者有胰腺囊肿，5％有囊肿。

（4）慢性肾衰竭症状：恶心、呕吐、少尿、水肿等症状。

6. 发现多囊肾应该怎么治疗？

多囊肾治疗的目的在于减少尿毒症的发病率，降低总死亡率。

肾功能正常时：以定期门诊随访为主，监测肾功能、尿常规、肾脏体积变化，发现问题尽早处理。治疗上主要以降低囊内压力为主，延缓肾脏的肿大，最重要的是控制好血压，目前 ACEI 及 ARB 可以有效降低肾小球内高血压的同时降低全身血压；另外，近期进入临床使用的血管加压素受体拮抗剂，可能有效地减慢肾囊肿的增长速度并且减轻慢性疼痛。

肾功能异常并有并发症时：①血压高时，积极调整降压药，控制血压稳定；②出现血尿时，尽快明确原因，减少活动、卧床休息为主；③并发上尿路结石时，盲目碎石往往造成肾脏更大的损伤，得不偿失，要根据结石的大小、部位在医生指导下处理；④合并感染时，囊内感染往往较难控制，选用亲脂性抗生素，多种抗生素联合用药；⑤进入尿毒症期，建议适时行肾脏替代治疗，做好透析前准备。如果腹透，评估腹腔体积，行腹透置管。如果血透，提早做好动静脉内瘘。

7. 如何预防多囊肾的并发症？

（1）预防感冒：小感冒大问题，多囊肾患者的内心其实是非常痛苦的，因为是遗传性疾病，即使格外注意，也阻挡不了囊肿夜以继日的增长。此时反复感冒就像是催化剂，对多囊肾患者的肾损害起到雪上加霜的作用，加速肾功能的进展。

（2）控制好饮食：采用低盐饮食，每天以 2～3 g 的食盐为佳，少吃含磷、含钾高的食物,要低蛋白、低脂肪饮食,多食用富含植物纤维的饮食,保持大便通畅。饮水稍控制,拼命喝水会加重肾脏负担。

(3)谨防磕磕碰碰:随着囊肿的逐渐增大,双肾体积增大,腹腔内压力加大,囊肿压力也随之增大。此时,任何外来的压力,如碰伤、跌伤,甚至是弯腰干重活,都会导致腹腔压力增大或者外力直接对囊肿产生压迫作用,促使囊肿破裂、出血,容易诱发感染。

(4)控制血压稳定:高血压会加速肾功能的进展,同时也会对心、脑血管造成损害,且多囊肾患者同时患有颅内血管瘤,血压控制欠佳,血管瘤破裂的风险加大。

8.多囊肾透析方式怎么选择?

在终末期患者透析方式选择上,尿量至关重要。

若患者的尿量多,腹腔容积尚可,体表面积不大,年龄不大,建议患者行腹膜透析,可有效地保护残肾功能。

相反,若患者尿量极少,肾脏体积大,腹腔容积小,反复出现囊肿破裂、感染等情况,优先考虑血液透析。

9.多囊肾患者的饮食要注意哪些?

指南要求患者严格控制钠的摄入量,应保持在每天 2～3 g 钠或者每天 6 g 盐,适当控制蛋白的摄入[0.75～1.0 g/(kg·d)]。

我们建议患者饮食新鲜、清淡,每天摄入 2～3 g 的食盐为佳;选择低脂肪、优质低蛋白饮食。

最好不食用腌制品、辛辣刺激类食物(如辣椒、酒类等)、动物内脏(很多动物代谢毒素都留在内脏中,食用后加重肾脏负担)、高蛋白饮食(如豆类及豆类制品)、菌变发酵类食物(其可刺激多囊蛋白活性,加速囊肿生长)、含钾磷食物(如玉米面、紫菜、黄豆等)。

小贴士

(1)父母有多囊肾,子女一定会得多囊肾吗?

先天性多囊肾在遗传遵循常染色体显性遗传的规律:①父母有一方有多囊肾,子女有 50% 可能遗传多囊肾基因;②父母均有多囊肾,子女有 75% 可能遗传多囊肾基因而发病;③男女发病率相同;④没有患病的男女,不携带囊肿基因,和不患有多囊肾的异性结婚后,子女不会发病,也不会发生隔代遗传现象;⑤因基因突变而发病的先天性多囊肾,极其少见。

多数患者幼时肾脏大小正常或者略大,也没有明显囊肿,随着年龄的增长囊肿数目及大小逐渐变多变大,大多数患者40～50岁时肾体积增长到一定程度才会出现症状。当然也可以通过基因检测自己是否携带多囊肾基因。所以,有阳性家族史患者尽管目前未患有多囊肾,也建议患者至少半年到一年检查一次肾脏彩超、尿常规、肾功能。

(2)发现多囊肾后应该做的三部曲:

很多患者很早就知道自己有多囊肾,但大多未正规看过,很多时候都已经祸及三代,那么作为肾脏内科医生在碰到多囊肾患者时,应告诉患者做以下三步:①查上代(家族检查):告知家中有血缘关系尚健在的亲属行肾脏彩超检查,若发现患有多囊肾,无论有无肾功能损害,及时就医,尽早治疗;②保下代(基因阻断):已经明确基因诊断的多囊肾患者,可以通过实施胚胎移植前遗传诊断试管婴儿的技术,让代代相传的家族遗传病戛然而止;③护自己(从此刻做起):定期检查,延缓肾功能发展。

(3)多囊肾能被治愈吗?

现在网络太发达,很多患病的人多热衷网络问医,正是因为如此,一些骗子抓住患者迫切想治病的心理,害了很多无辜的人。

现实往往比骗局残酷很多,多囊肾是一种遗传性疾病,迄今为止还没有有效的治愈方法,但和其他的慢性肾脏病一样,在积极正规治疗的前提下,是有可能延缓疾病发展、达到预期寿命的。还可以通过基因阻断的方式让下一代不再患病。

(4)除了多囊肾,还有哪些遗传性肾脏病?

1)Alport综合征(又叫遗传性肾炎,眼-耳-肾综合征):是一种单基因遗传病,据报道有三种遗传方式:常染色体显性遗传、常染色体隐性遗传、X 伴性显性遗传,以最后一种遗传方式多见,男性表现较女性重。

此病有三个主要特征:血尿、进行性肾衰竭伴眼部病变、感音性耳聋。肾脏损害最突出的表现是血尿,几乎所有患者有血尿病史,可表现为镜下或肉眼血尿,蛋白尿一般不重,极少出现肾病综合征,肾功能呈慢性进行性损害。

2)薄基底膜肾病(又称良性家族性血尿、家族性血尿综合征):本病常为家族性,可能是常染色体显性遗传病变。

此病主要以反复血尿、肾功能正常和阳性家族史为临床特点,病理特点为肾小球基底膜变薄。

3)Fabry 病(又叫弥散性体血管角质瘤):本病以 X 伴性隐性方式遗传,临床表现男重女轻。本病为 α-半乳糖苷酶 A 缺乏引起糖鞘脂代谢障碍,致使酰基鞘氨酸己之糖苷在组织中积聚而发病。

此病临床表现为多系统损害,肾脏受累主要表现为高血压、血尿、蛋白尿、脂肪尿,50%的患者出现水肿。

九、"小毛病大烦恼"——不容忽视的尿路感染

51 岁的刘女士最近总是频繁地想去厕所,想尿的时候又尿不出来,排尿时还会有疼痛不适、尿不尽的感觉,让她深受困扰。刘女士觉得尿路感染只是小毛病不用去医院,自己吃了 3 天消炎药后感觉症状明显好转,就没有再重视。可是前几天周末她出门游玩,因为坐车时间过长而憋了几小时尿,回家以后就出现了高热、全身酸痛、恶心呕吐等不适症状因而住进了医院。医生告诉刘女士她是患了"急性肾盂肾炎",那么刘女士原本普通的尿路感染为什么会进一步加重呢?究竟什么是尿路感染呢?

尿路感染是一种常见病,许多人尤其是女性都曾患过尿路感染。很多人像刘女士一样,出现排尿不适等症状就认为自己患了尿路感染,觉得自己去药店买点消炎药吃就好了,但也有一些女性患者受到尿路感染反反复复发作的困扰,部分患者甚至可以演变为慢性肾盂肾炎,甚至最终造成慢性肾衰竭的严重后果。所以我们必须重视尿路感染,及早正规就医。

1. 什么是尿路？ 人体的尿液是如何产生的？

泌尿系统，也被称为"尿路"，是人体的一部分，由肾脏、输尿管、膀胱和尿道等组成。肾脏通过清除人体血液中的废物和人体多余的水分来生成尿液，尿液在肾脏生成后，排入肾脏的肾盏，再通过肾盂、输尿管汇集到膀胱，再经尿道排出体外。

2. 什么是尿路感染？

尿路感染，是指各种病原微生物在尿路中生长、繁殖而导致的感染性疾病。一般根据感染部位可分为下尿路感染（包括膀胱炎、尿道炎）和上尿路感染（肾盂肾炎）。尿路感染中95％以上是由所谓的"上行感染"造成的，即病原菌从尿道口逆行而上，到达膀胱，发展为"膀胱炎"。当病原菌致病力较强或人体防御机制出了问题，病原菌甚至进一步上行，经输尿管入侵肾盂以及到达肾脏，就发展成了"肾盂肾炎"。

3. 尿路感染的常见症状有哪些？

下尿路感染的典型症状是"膀胱刺激征"，表现为尿频、尿急、排尿痛，另外还可以有低热（通常在38℃以下）、血尿、小腹痛、排尿不尽感、尿液有异味等症状。

如果患者出现高热（可以达到39℃以上甚至更高），同时伴有一些全身症状，比如怕冷寒战、腰背痛、全身不适、头痛、恶心呕吐等，就可能是上尿路感染了。

4. 如何确定自己患了尿路感染？

医生诊断尿路感染一般通过问诊病史以及体格检查，并结合相关辅助检查，就可以明确诊断。一般确诊尿路感染的辅助检查包括：

（1）尿常规：主要表现为尿白细胞增多、亚硝酸盐阳性、血尿，且增多程度在一定水平上可以反映感染的程度。

（2）尿培养：只有通过尿培养才能明确尿里有没有细菌，是哪种细菌，对哪种抗生素更敏感，并指导后续治疗。

（3）反映人体感染的相关指标：包括血常规、血沉、C反应蛋白、降钙素原等。

（4）影像学检查：泌尿系超声是最常用的无创检查手段，可以发现尿路结石、尿路梗阻等病变。

5. 为什么女性易患尿路感染？

女性的尿道短宽且直，且与阴道和肛门邻近，局部细菌容易入侵，故易患尿路感染。女性的几个特殊时期更容易发生尿路感染：

（1）婚育年龄的女性：即月经期和性活跃期的女性易患尿路感染。月经期不注意外阴清洁易导致细菌滋生。性行为时，女性尿道口内移，阴道和膀胱颈充血，或阴道黏膜破损，都可能诱发炎症。

（2）妊娠期女性：孕妇由于增大的子宫的压迫而引起尿液引流不畅，也是尿路感染的高发人群。

（3）绝经后老年女性：尿道和膀胱三角区的上皮与阴道黏膜相似，也具有雌激素依赖性，随着女性年龄增长，卵巢功能衰退，雌激素水平下降，导致尿道抵抗致病菌能力下降。同时老年女性的会阴及盆底肌肉较松弛，合并阴道前后壁膨出，影响膀胱排空，从而大大增加了感染概率。

6. 哪些人群容易患尿路感染且易反复发作？

（1）不爱喝水、喜欢憋尿的人群：如果常喝水不憋尿，就会有尿液冲刷尿道口，不易致病。不喜欢喝水或者经常憋尿的人，尿路得不到正常的冲刷，病菌就容易沿着尿道口逆行而上，易导致尿路感染。

（2）尿路不通畅：如尿路结石、畸形、肿瘤，男性患有前列腺增生、前列腺炎、包皮过长等疾病易使尿液积聚，细菌不易清除而大量繁殖，从而引发尿路感染。

（3）留置导尿管：膀胱内长期插入导尿管的人更易患尿路感染，因为导尿管上的细菌能够感染膀胱。

（4）机体免疫力低下的人群：如长期使用激素、免疫抑制剂，糖尿病，艾滋病和严重慢性病的患者。现代人由于经常劳累、工作压力大，生活作息不规律，饮食习惯差，缺乏锻炼而处于亚健康状态，也同样易患尿路感染。

7. 患了尿路感染应该如何正规治疗？

治疗尿路感染的主要药物为抗生素，虽然抗生素属于处方药，但在我国仍可以在药店随便买到，导致了许多患者不合理使用抗生素。同时，有些患者觉得症状好转后就不再继续服药,导致尿路感染反复发作,且易培养出"超级耐药细菌"。因此,真性尿路感染的诊断以及是否需要治疗、治疗周期都需要在专科医生的指导下正规进行。

目前常用于尿路感染的抗生素为喹诺酮类(如左氧氟沙星),2代和3代头孢菌素(如头孢呋辛、头孢地尼)等。

(1)单纯性下尿路感染的患者可在门诊口服抗生素治疗,一般3~7天症状就可以控制。

(2)上尿路感染,若症状较重则需住院静脉输液治疗。如果治疗过程中患者感染加重,需及时升级抗生素。一旦尿培养结果回报后,应尽可能更换为敏感的抗生素,疗程一般为2周。

总之患了尿路感染一定要到正规医院就诊,坚持按照医嘱采取及时、足量、足疗程的治疗。

8. 如何预防尿路感染?

(1)多饮水、勤排尿是最有效的方法:每天饮水量在1 500~2 000 ml,不要喝太多甜饮料。饮水可增加尿量,对感染的泌尿道有"冲洗"和清洁作用。有尿意者应当尽快排尿,不憋尿。

(2)保持良好的生活习惯:久坐会使外阴部长时间处于闷热潮湿状态,加快细菌繁殖,建议办公室的人要少久坐,多走动。同时养成良好的生活习惯,坚持锻炼身体,增强体质,预防感冒,避免熬夜、过度劳累、抽烟酗酒等。

(3)注意个人卫生习惯:女性应当注意会阴部清洁,按时清洗,勤换内裤、卫生护垫。平时洗澡时应淋浴,尽量不坐浴,更不要在大澡堂泡澡。大便后的擦拭过程建议遵循从前往后的顺序。

(4)注意性生活卫生:性生活时注意男女双方相关部位的清洁,在性生活开始前和结束后都应排尿。男性伴侣如果存在包茎、包皮过长的情况,建议行包皮环切术。尿路感染期以及治愈后1周内,避免性生活。

9. 尿路感染反复发作该如何治疗?

如果一年内出现3次以上的尿路感染或半年以内出现过2次以上,我们就称之为尿路感染反复发作。女性泌尿生殖系统的特殊性,不规范的治疗,泌尿系统结构畸形,合并基础疾病以及个人卫生习惯或生活方式不当等许多因素均可以导致尿路感染反复发作,给许多患者带来困扰。

治疗反复发作的尿路感染应当注意,首先解决容易使尿路感染反复复发的因素,详细检查泌尿系统有无解剖结构上的畸形、有无狭窄以及梗阻等;对于合并基础疾病的患者应当控制好原发病以及注意评估患者免疫功能是否存在缺陷。

对于经常发生尿路感染的女性,有专家推荐以下方案:①每天使用小剂量的抗菌药物长达半年甚至更长的持续性治疗;②性生活后口服一次抗生素预防性治疗;③应用雌激素(口服或阴道内局部给药)改善阴道内环境。

10. 妊娠期尿路感染该如何处理?

尿路感染是妊娠期最常见的感染之一,严重妊娠期尿路感染可导致母体羊膜炎、贫血、感染性休克等,并可引起胎儿宫内发育迟缓、早产甚至胎儿死亡等严重后果。所以医生建议孕早期无论有无症状,均应查尿常规、尿培养,以及时发现无症状菌尿。孕期抗生素的选择既要考虑孕妇对药物的敏感性,也要考虑药物对胎儿的不良影响。应尽量选择毒性小的抗菌药物,如阿莫西林、呋喃妥因或头孢菌素等。

小贴士

(1)尿路感染能治好吗? 会导致肾脏损害吗?

大多数尿路感染患者可以完全治愈,而不导致肾脏损害。但若是不正规治疗,或者合并一些易导致尿路感染反复发作的因素,使得感染反复持久发作,容易引起肾周脓肿、脓毒血症、慢性肾盂肾炎,甚至最终发展到肾衰竭的严重后果。

(2)肾盂肾炎是肾炎吗?

肾盂肾炎与肾炎是两个不同的含义。肾盂肾炎是由于上尿路感染造成的,由于病原体侵入到肾盂引起的感染性疾病。急性肾盂肾炎多数急性起病,常见症状包括寒战、发热,常伴腰背痛,但肾功能正常,一般只需使用抗生素及时彻底治疗就可痊愈。肾炎又称肾小球肾炎,一般认为是人体对某些致病因素的免疫反应所致。肾炎的常见症状包括水肿、尿中泡沫增多、血尿、高血压等,其发病部位是肾小球。肾炎的治疗方法因不同病理类型而不同,其治疗以减少尿蛋白及控制高血压为主,根本目的在于延缓肾功能恶化。肾炎一般起病隐匿,病程迁延,病变进展速度存在个体差异,若不正规诊治最终将进展至慢性肾衰竭而需要透析治疗。

（3）尿频、尿急、尿痛就一定是尿路感染吗？

有尿路刺激症状不一定就是尿路感染。"尿道综合征"常见于女性,可以表现为下尿路刺激症状,如尿频、尿急、尿痛、排尿不适等,与尿路感染的症状十分相似,但是尿常规及尿培养的检查往往为阴性,抗生素治疗效果不佳。

（4）尿路感染患者过性生活会传染吗？

普通细菌引起的尿路感染,一般不会通过性生活传播,但性生活时容易导致细菌进入异性的尿道,增加伴侣尿路感染的机会,所以治疗期间应当避免性生活。特殊细菌引起的感染主要是指支原体、衣原体、淋球菌引起的感染,这种感染本质上就是性传播疾病,应当绝对禁止性活动。

（5）尿路感染要忌口吗？

尿路感染患者应当忌烟酒、忌食辛辣刺激性食物,如烟酒、辣椒、生姜、葱蒜等,少吃油腻、高糖甜品、酸性食物及易胀气食物,包括牛奶、豆浆、蔗糖等。

尿路感染者应当清淡饮食,宜吃清淡、富含水分、维生素、纤维素的食物,包括各种瓜果蔬菜、粗粮、粗纤维食物等。

十、不容小觑的肾结石

小王是个"工作狂",工作压力大,平时很少运动,喜好碳酸类饮料,体型偏胖,有时感觉腹部隐隐作痛,以为是肠胃不好,没太在意。最近感觉肚子很痛,痛得受不了,浑身都是汗,去医院检查说是肾结石,需要排石。小王很是疑惑,一个小小的肾结石为什么会让人痛不欲生,下面我们来简单了解一下这不容小觑的肾结石。

1. 什么是肾结石？ 结石是如何产生的？

肾结石是指一些晶体物质和有机基质在肾脏的异常聚积。结石是由于机体内胶体和晶体代谢平衡失调所致,与感染、营养代谢紊乱、泌尿系统异物、尿淤积以及地理气候等因素有关。多发生在 20～40 岁,男性多于女性,患者人数比约 3：1,年过 30 岁的人比年轻人更易患此病。近 30 年来,我国上尿路肾结石发病率明显增高。

根据结石成分的不同,肾结石可分草酸钙结石、磷酸钙结石、尿酸(尿酸盐)结石、磷酸铵镁结石、胱氨酸结石及嘌呤结石六类。大多数结石可混合两种或两种以上的成分。

2. 肾结石的形成原因有哪些?

(1)生活习惯:有的人经常用饮料代替水,经常喝饮料,尤其是可乐等饮料,会增加尿液的浓度,导致尿中钙的成分增加,增加肾结石形成的风险。

(2)饮食不合理:主要是由于肾结石患者经常进食高脂肪、高蛋白质等食物;经常吃糖分高的食物;不吃早餐,导致胆汁长期淤积在胆囊,影响胃酸分泌、胆汁排出,减弱消化系统功能,诱发肾结石。

(3)饮水太少:有的人不爱喝水,或者口渴再喝水,这时体内已经严重缺水了,肾脏得不到冲洗,加大肾结石形成的概率。

(4)还有药物方面的因素,主要就是由于药物的长期使用,造成药物成分的聚积,从而形成结石。

3. 肾结石的常见症状有哪些?

(1)临床表现个别差异很大,决定于结石的病因、成分、大小、数目、位置、活动度、有无梗阻感染以及肾实质病理损害的程度。轻者可以完全没有症状,严重的可发生无尿、肾衰竭、中毒性休克以及死亡。

(2)结石嵌顿在肾盂输尿管交界部或输尿管内下降时,可出现肾绞痛,为突然发作的阵发性刀割样疼痛,疼痛剧烈难忍,患者辗转不安,疼痛从腰部或侧腹部向下放射至膀胱区、外阴部及大腿内侧,有时有大汗、恶心呕吐。

(3)由于结石对黏膜损伤较重,故常有肉眼血尿。疼痛和血尿常在患者活动较多时诱发。结石并发感染时,尿中出现脓细胞,有尿频、尿痛症状。

(4)当继发急性肾盂肾炎或肾积脓时,可有发热、畏寒、寒战等全身症状。双侧上尿路结石或肾结石完全梗阻时,可导致无尿。

4. 肾结石有哪些危害?

(1)尿路感染常并发细菌感染,肾积水继发感染后可形成肾积脓,严重的尿路感染还可能造成败血病,威胁人的生命。另外,尿路感染又促进结石的形成,使结石迅速增加。

(2)局部损伤小的结石,容易磨伤尿路黏膜引起出血、肾绞痛。大的肾结石,可长期压迫尿路黏膜,使上皮脱落、组织溃疡,以致结石与输尿管管壁形成粘连,甚至引发癌变。

(3)影响肾功能甚至引起尿毒症,肾结石较容易在肾盂输尿管连接处停留,引起尿路梗阻。尿路梗阻后,梗阻以上的输尿管和肾盂就会扩张、积水,影响肾功能,严重者可使整个肾脏功能丧失,甚至导致尿毒症,需要紧急透析治疗。

5. 患了肾结石应该如何正规治疗?

肾结石的治疗方案视结石大小而定,6 mm 以下的结石,可以嘱咐患者多喝水,多运动,结合药物排石。6 mm 以上 2 cm 以下的,可以通过体外碎石方案治疗,而绝大多数尿路结石可以通过微创的治疗方法将结石粉碎并排出体外。特殊成分的结石,对尿酸结石和胱氨酸结石推荐采用内科治疗。

(1)多饮水:每日饮水 2 000～3 000 ml,使尿量增加至 2～2.5 L/24 小时。睡前及半夜多饮水,保持夜间尿液呈稀释状态,有利于减少结晶形成和排出小结石。

(2)改变饮食习惯:包括限制盐、蛋白质和草酸摄入。每天钠摄入应控制在 3 g 以内,钠摄入过多会使尿钙排泄增加。蛋白质摄入量控制在0.8～1.0 g/(kg·d)。对于草酸钙结石,应避免高草酸钙食物如菠菜、番茄、土豆、甜菜、龙须菜、果仁、茶叶、可可、巧克力等,以及含钙高的食物如牛奶、奶酪等。高尿酸血症和高尿酸患者要吃低嘌呤饮食,避免进食动物内脏,少食鱼和咖啡等。

(3)药物治疗:双氯芬酸钠栓剂塞肛、口服坦索罗辛,连用 2 周,可促进输尿管结石排出。尿酸结石患者可口服别嘌呤醇,常用剂量为 300 mg/d,可根据肾功能和临床需要作适当增减。口服枸橼酸氢钾钠,每次剂量为

3～5 g,3 次/天,以碱化尿液维持尿液 pH 在 6.8～7.2,抑制尿酸结石
形成。

6.肾结石急性发作怎么办?

对于患有肾结石的患者,最害怕的就是急性发作的情况,因为结石一
旦急性发作,就会出现腹痛难忍,满地打滚,真的十分难受。那么,肾结石
急性发作应该怎么办呢?

首先,卧床休息,多饮水,有利于排石。以右手拇指指压患者背部的压
痛点,通过经络传导对尿路结石起到治疗作用。指压疗法对肾绞痛具有立
竿见影的止痛效果,且可促进排石。肾区疼痛剧烈时可热敷,或者口服解
痉药,经上述紧急处理后应及时送医院进一步诊治。

7. 如何预防肾结石?

(1)多喝水:为了预防肾结石的发病,建议大家平时应多饮白开水,每
天喝水量大于 2 500 ml,这样每天的小便就可以维持在 2 000 ml 左右。同
时推荐夜间也应该增加喝水 1 次,可以使夜间的尿液处于稀释状态,减少
晶体沉积。多喝水,对各种类型的肾结石,是一种最简单、最有效的预防
措施。

(2)合理补钙:在饮食中我们应合理补钙,肾结石患者往往"谈钙色
变",错误地认为肾结石的元凶是钙,其实不然,肾结石患者也需要补钙。
补钙能与蔬菜含有的草酸结合成不溶性的草酸钙,随粪便排出体外,减少
经肾脏排出体外的草酸,从而有效预防肾结石。

(3)少吃草酸盐含量高的食物:为有效预防肾结石,我们应少吃草酸盐
含量高的食物,这些食物有番茄、菠菜、草莓、甜菜、巧克力等,过高的草酸
盐摄入也是导致肾结石发病的主要原因之一。限量摄入糖类,高糖的摄入
可增加患肾结石的机会。少吃豆制品,豆制品含草酸盐和磷酸盐都高,能
同钙融合,形成结石。多食黑木耳,黑木耳富含多种矿物质和微量元素,能
对各种结石产生强烈的化学反应,使结石剥脱、分化、溶解,排出体外,对预
防肾结石也是十分有益的。

8.关于肾结石的常见误区

肾结石虽然很常见,但如果不是专业的医师,对肾结石的了解还仅仅

处于道听途说的阶段，这样一传十、十传百，因此导致了人们在认识肾结石的时候产生了一些误区。

（1）大家常说泌尿系结石患者不能补钙，比如豆腐不能吃、牛奶不能喝，这个说法对吗？

长期以来，人们认为泌尿系结石患者要限制钙的摄入，其实这一观念是错误的。发生泌尿系结石的原因不是因为钙太多，而是人体中钙代谢发生了紊乱，造成不正常的"钙搬家"所致。此时，骨骼中的钙减少了，而血液和软组织中的钙却增加了，软组织中钙过多会造成结石、高血压、动脉硬化和老年性痴呆。一般居民饮食中钙摄入是不足的，而适当补钙，增加人体钙的吸收，可刺激血钙自身的稳定，最终降低血液和软组织中钙的含量。其实防治泌尿系结石的关键是减少摄入含草酸多的食物，如菠菜、草莓、各种坚果等，而且越硬的坚果含草酸越多。增加钙的摄入后，钙在消化道内增加，与草酸形成草酸钙，减少草酸的吸收，可以减少泌尿系结石的发生。

（2）很多患者认为结石越痛病情越重，只要不痛就问题不大，结石不痛是好事吗？

肾结石之所以引起疼痛，多数是因为结石在泌尿系统内移动造成的。痛得很厉害的往往都是小结石引起的，只需要通过药物排石或体外碎石就可以了。当结石逐渐增大后，基本上不再移动，就不会觉得痛了，同时长期的结石梗阻引起肾积水越来越重，肾内压力增加会导致内部感觉神经破坏，也不会觉得疼痛，这个时候人们往往会由于疏忽大意没有及时复查，导致病情越来越重。因此，当结石不再疼痛，反而更可怕。

（3）有些老百姓听说某某医院的中药排石效果很好，于是患了结石就去买中药吃，是不是所有结石都可以通过吃中药排掉呢？

中药排石主要是利用其利尿的作用，而不是可以将结石溶解掉。一般来说直径大于 6 mm 的结石，要采用药物排石是很困难的。即便是比较小的结石，如果患者吃了 1～2 个月的中药仍不见效，那么可能是其输尿管条件不好，就需要采用其他治疗方法。而且中药也是有一定副作用的，长期吃药可能会增加肾脏负担，导致肾功能损害。

（4）预防结石只要多喝水就可以了。

预防肾结石的方法很多，喝水只是其中之一，因此这也是治疗肾结石的误区，也就是说，多喝水只是预防结石的一部分，而且多喝的水要是白开水，用饮料、浓茶代替的水没有什么效果，反而更容易促进结石的生成。预防结石除了要多喝水之外,在食物方面也是有讲究的。比如,不要吃高脂肪、高糖类的食物,油炸食品、腌制食品等也要限制。

十一、钠钾要稳定,酸碱需平衡

钾离子和钠离子一样,是我们机体内环境重要的电解质之一,它对于维持细胞内酶的活动、心肌功能、神经肌肉的应激功能,以及维持体液的张力和酸碱平衡等都起着重要的作用。

1. 什么是高钾血症? 有什么危害?

正常的血清钾浓度为 3.5～5.5 mmol/L,当血钾超过 5.5 mmol/L 时为高钾血症。

常见原因:对于肾脏病患者最常见的便是肾衰竭时,小便量明显减少或没有小便,由于肾脏排钾减少,体内的血钾就会显著升高。另外输入过多或过快的含钾溶液,外伤、运动过度、消耗性疾病、肾上腺皮质功能减退以及溶血反应时,心力衰竭、心肌病以及糖尿病性酸中毒等均可使钾的耐受力降低,而引起钾中毒。

危害:①躯体症状:可出现脉搏缓慢,呼吸不规则,心律失常等,严重时可出现心脏骤停;②神经肌肉症状:早期表现肌肉疼痛、无力,以四肢末端明显,四肢末端有异样麻感及湿冷感等,严重时可出现呼吸肌麻痹、呼吸骤停;③精神症状:早期表现为表情淡漠、对外界反应迟钝,也可出现兴奋状态、情绪不稳、躁动不安等,严重时出现意识障碍、嗜睡、昏迷等。

治疗原则:尽快就诊,除解除病因外,要积极对抗钾中毒,促使钾离子的排泄,保护心肌的功能,必要时行肾脏替代治疗。

2. 什么是低钾血症? 有什么危害?

当血钾低于 3.5 mmol/L 时为低钾血症。

常见原因:①摄入量不足,禁食、厌食以及意识障碍患者大量补液后;②消化道疾病、肠梗阻、肝肾手术后使消化液大量丧失;③肾衰竭、肾小管酸中毒、呼吸性或代谢性碱中毒以及利尿剂和激素的大量长期使用;④其他:服用抗精神病药物的疗程中也可出现低血钾症状。

危害:①躯体症状:食欲减退、腹胀、口渴、恶心、呕吐、胸闷、心慌、心肌受累严重时可导致心力衰竭;②神经肌肉症状:为低血钾最突出的症状,重要表现为四肢肌力减退，软弱无力，出现迟缓性瘫痪及周期性瘫痪；③精神症状：早期表现为易疲劳、情感淡漠、记忆力减退、抑郁状态，也可出现木僵。严重时出现意识障碍，嗜睡、谵妄直至昏迷。

治疗原则：去除引起低血钾原因，在补钾过程中要预防高钾血症。慎用抗精神病药物以防发生意识障碍。

3. 什么是低钠血症？ 有什么危害？

正常的血清钠浓度为 $135\sim145\,mmol/L$，当血钠低于 $135\,mmol/L$ 时为低钠血症。

常见原因：①肾脏丢失：过度利尿药的使用，使肾脏排钠增多；盐皮质激素缺乏，使肾小管重吸收钠减少；伴有肾小管性酸中毒和代谢性碱中毒；酮尿等（包括糖尿病酮症酸中毒、饥饿、酒精性酮尿）；②肾外钠丢失：胃肠道丢失，如呕吐、腹泻、第三腔隙体液潴留、烧伤、胰腺炎及胰腺造瘘和胆瘘等；③蛛网膜下隙出血引起的脑盐耗损是极少见的综合征。

危害：主要症状为软弱乏力、恶心呕吐、头痛嗜睡、肌肉痛性痉挛、神经精神症状等。在低钠血症的早期，脑细胞对细胞内外渗透压不平衡有适应性调节。如果脑细胞这种适应调节衰竭，脑细胞水肿则随之而至。临床表现有抽搐、木僵、昏迷和颅内压升高症状，严重者可出现脑幕疝。另外除脑细胞水肿和颅高压临床表现外，由于血容量缩减，可出现血压低、脉细速和循环衰竭，同时有失水的体征。

治疗原则：去除病因，纠正低钠血症，对症处理，治疗并发症。

4. 什么是高钠血症？ 有什么危害？

当血钠高于 $145\,mmol/L$ 时为高钠血症。

常见原因：肾脏病患者主要因肾排泄钠减少和/或钠的摄入量过多所致，如右心衰竭、肾病综合征、肝硬化腹水、急慢性肾衰竭、库欣综合征、原发性醛固酮增多症、颅脑外伤和补碱过多等。

危害：主要呈脑细胞失水表现，如神志恍惚、烦躁不安、抽搐、惊厥、癫痫样发作、昏迷乃至死亡。

治疗原则：积极治疗原发病，限制钠的摄入量，防止钠输入过多。

5. 慢性肾脏病患者为什么会发生代谢性酸中毒？ 可出现哪些症状？

常见原因：在部分轻中度慢性肾衰竭患者，由于肾小管分泌氢离子障碍或肾小管的重吸收能力下降,可引起肾小管酸中毒。当肾功能进一步减退后,体内酸性代谢性产物如磷酸、硫酸等因肾脏排泄减少而在体内聚集过多,导致代谢性酸中毒。

症状:多数患者可耐受轻度慢性酸中毒,但动脉血 HCO_3 低于15 mmol/L时则会出现较明显的症状,如食欲不振、呕吐、乏力、呼吸变得深长等。

6. 代谢性碱中毒的常见原因有哪些？ 可能出现哪些症状？

常见原因:大多数是由于各种原因致肾小管 HCO_3 重吸收过多(如血容量不足、氯或钾丢失)引起。

症状:轻者被原发病掩盖,重者可出现呼吸浅慢。碱中毒可导致血清游离钙减少,可出现口周及手足麻木、面部及四肢肌肉抽动等神经肌肉兴奋性增高表现;另可导致血红蛋白对氧的亲和力增加,组织缺氧,出现头晕、躁动、谵妄乃至昏迷。

慢性肾衰竭患者除定期复查相关指标外,要仔细关注身体的变化,及时就医才能避免不可逆转的并发症发生,适时进行肾脏替代治疗可以避免很多终末期肾脏病导致的相关并发症。

第三章　认识肾衰竭

一、认识慢性肾衰竭，关心你我他

冬日的深夜里来了一位新患者。

护士站前走廊推床，一位 70 岁左右的老太太坐在床上，面色晦暗，呼吸困难，还在用氧气枕吸氧，护士测量血压是 200/110 mmHg。床边站着四五个满头大汗的男男女女，神色焦急。

女儿："医生，你快过来看看，我妈难受得不得了。两条腿都水肿，一按一个坑。"

医生："老太太一般和谁一起生活？主要是哪里不舒服？"

儿子："我妈是和我住在一起，就这三个月感觉不舒服，恶心呕吐、食欲差、没力气，后来晚上躺久了会喘不过来气，最近还说腿抽筋。"

医生："以前血压高吗，吃降压药吗？把化验单给我看看。"

儿子："以前血压好像是有点高，没吃药。这是我妈今天的化验单。"

医生翻看着化验单，发现尿蛋白＋＋＋，血肌酐 960 μmol/L，有严重贫血，血钾 7.0 mmol/L，血钙 1.4 mmol/L，血磷 3.0 mmol/L，双肾彩超示双肾萎缩。

医生："从目前这个情况来看，老太太肌酐这么高，我们考虑是慢性肾衰竭，也就是尿毒症，需要尽快透析治疗，光打点滴没多大用处。"

所有家属都很诧异、神情慌张，老太太身体一直都还不错，能走能动的，怎么会变成尿毒症。

儿子："以前我家邻居也是这样，说是肌酐很高，住了半个月医院就治好回家了，也没说要透析，现在还活蹦乱跳的。"

医生："你们两家情况不太一样，老太太这是慢性的，那个人可能是急性的。"

这种事情其实就发生在我们身边。就像医生最后说的，肾衰竭是分慢性、急性的，接下来看我细细道来。

1. 什么是慢性肾脏病？

所有引起肾脏结构和功能损伤超过 3 个月的均是慢性肾脏病。根据病情严重性分为 1 期、2 期、3 期、4 期和 5 期，其中 1 期是最好的，5 期是最差的，这是根据肾脏排泄废物的能力进行分期的[有兴趣的人可以继续看，肾小球滤过率≥90 ml/(min·1.73 m²)是 1 期，60～89 ml/(min·1.73 m²)是 2 期，30～59 ml/(min·1.73 m²)是 3 期，15～29 ml/(min·1.73 m²)是 4 期，<15 ml/(min·1.73 m²)是 5 期]。

各种原因都可以引起慢性肾脏病，什么样的肾病容易进展到尿毒症呢？在我国，各种肾炎发病率排在第一位，其次还有糖尿病引起的肾病、高血压引起的肾病、痛风引起的肾病、风湿病引起的肾病、尿路结石引起的肾病等。这就提醒我们，当患了糖尿病、高血压、痛风、风湿病的时候，不仅需要去看内分泌科、心内科、风湿科，更应该去肾内科，避免以后发展成尿毒症。

2. 慢性肾脏病早期如何治疗？

慢性肾脏病早期治疗强调"三个早"，即早发现、早诊断、早治疗。当你的身体向你提出"抗议"，发出警告时，赶快去就近的医院检查，做尿常规、血常规、肾功能、电解质等，做个 B 超，不会浪费多少时间和金钱，这恰恰是避免今后更大的损失。

如果进展到慢性肾衰竭，我们能做的只能是尽量延缓，而不是一门心思还想着让"千疮百孔"的肾脏恢复如初，因为你已经错过了最佳的治疗时机，世上买不来后悔药。这时候有人要问了，反正最后都是尿毒症，延不延缓又有什么意义？当然有意义，如果你控制，肾脏病可能会发展得很慢，但如果你自暴自弃，肾功能就会像过山车一样，快速进入尿毒症期。

在肾脏病的治疗中，控制原发病很重要，例如肾炎要控制蛋白尿，高血压性肾病要严格控制血压，糖尿病肾病要控制血糖，风湿病肾病要控制病情活动，梗阻性肾病需尽快解除尿路梗阻。需要指出的是，当出现慢性肾衰竭的时候，降糖药就不再适用了，需要调整为胰岛素，否则很容易出现低血糖，这是比高血糖更可怕的事情。

另外，需时刻警惕"病急乱投医"。大多数人发现肌酐高的时候，第一想法就是要降肌酐，把肌酐降到正常。刚刚也说过了，慢性肾脏病的治疗目的主要是延缓病情,尽量让肌酐升得慢一点,并不太可能把肌酐降到正常,除非你近段时间因为发热、呕吐、拉肚子等情况使肌酐升得过快,那么经过规范的治疗肌酐可能会降到原来的水平。有很多人为了追求降肌酐盲目相信一些"小诊所"的宣传,吃一些连正规包装都没有的黑乎乎的"药丸子",最后他们甚至会更快得进入尿毒症期,为什么呢? 那是因为在吃药的过程中肌酐下降甚至正常,并不是药物起了治疗作用,而只是原本肌酐很高,但这些药物却让机器检测不出来,制造了假象。一旦停药,肌酐立刻就恢复原来的面目,要是相信这些就是掩耳盗铃,反而会耽误正确的治疗。大家想想,如果真的研究出能降肌酐的特效药,那些所谓的"名医"还会屈居于小地方吗? 国家不会把药拿出来造福大家吗? 因此当发现肌酐高、肾功能不好,不要去盲目相信什么能降肌酐的单方偏方,而是要找一家正规的医院查清楚、长期治疗。

3. 什么是尿毒症?

尿毒症又叫慢性肾衰竭,是各种慢性肾脏病持续进展的共同结局,最后发展为尿毒症。有时候医生会用专业术语来称呼尿毒症,那就是"慢性肾脏病5期"。

4. 尿毒症＝绝症?

毫不客气地说,在20世纪五六十年代的中国,患了尿毒症和患了晚期癌症没什么区别,等于下了死亡通知书。但是人们很聪明,之后发明了一个又一个技术让尿毒症不再是绝症。只是肾脏坏了而已,给患者换一个肾,或者是通过其他方式去替代肾脏,这就是肾脏替代治疗,包括血液透析、腹膜透析、肾移植。但是部分人还是担心费用问题,担心治病把家里拖垮了。要知道我们国家取之于民、用之于民,一旦你确诊了尿毒症,做上了透析治疗,办理了相关手续后,国家会承担其中的一部分费用。

医生最怕什么样的患者? 不是病情很重的患者,而是对自己不关心的患者,对治疗没有信心的患者,一味依赖他人的患者。生病了又怎么了,生病了仍然可以好好学习、工作、生活,仍然可以照顾好自己和家人,调整好心态,并为之努力。

5. 如何早期识别尿毒症?

前面已经说了肾脏的作用,那么一旦肾坏了,就会发出相应的警报。

（1）尿量异常：随着肾脏的滤过功能下降，尿量会减少，尿毒症患者可能每日尿量少于 400 ml 甚至更少，但是有人又会出现尿量增多，特别是夜里经常起夜，尿量多于白天。当你正常喝水的时候，突然出现尿量明显增多或减少需要提高警惕。当然并不是说尿量正常的人就不会是尿毒症了，这点要注意。

（2）水肿：喝进身体里的水不能以尿的方式排出来，那这么多水都去哪里了呢？其实都还在身体里。早晨起来的时候你可能会感觉眼睛肿，工作一天后拖着疲惫的身体回家可能发现两条腿是水肿的，除此之外，你可能还会感觉胸闷、肚子胀，因为胸腔里、肚子里都是水。

（3）难看的病容：尿毒症患者的面色和正常人是不一样的，自己常常会以为只是劳累没休息好，并不知道已经重病缠身，故而耽搁了病情。

（4）口腔有"尿味"：大量的毒素在体内蓄积，经过肠道细菌的作用会产生氨，说话、呼气的时候都可以闻到难闻的气味。

（5）皮肤瘙痒：往往身上没有任何疹子，但是感觉全身痒得厉害，抓挠都不起作用，这也是由于毒素在刺激皮肤。

（6）没力气、吃不下想吐：现在生活节奏很快，工作繁忙，大多数人都会有类似的感觉，很累、没力气、吃不下，但是休息后就可以好转。而尿毒症患者的感觉就如同附骨之疽摆脱不了，随着毒素水平升高症状会越来越严重。

（7）血压升高：高血压可以导致肾病，同时肾脏有调节血压的作用，因此患了肾病也会引起高血压，会出现头晕、头痛等不适。

（8）贫血：肾脏可以促红细胞生成，如果发展到尿毒症，会出现严重的贫血。常有人因为贫血去医院看血液内科，结果抽血以后发现肾功能不好，才找到"幕后真凶"。

（9）抽筋：很多人知道抽筋是代表缺钙了，而尿毒症患者会出现很严重的低钙血症，腿抽筋很常见。

6. 哪些因素会加速尿毒症的到来？

（1）原有的肾脏疾病复发或加重：如各种肾炎、高血压、糖尿病、风湿病、痛风等。

（2）血容量不足：也就是血管里的血少了，有哪些原因可能会导致呢？比如说吃了不干净的东西上吐下泻、严重烧伤造成脱水，还有突然发生低血压、受伤或者是手术后出血量很大等。

（3）肾脏缺血加重：在慢性肾脏病的早期，使用沙坦类或是普利类的药物可以保护肾脏，但是进入慢性肾衰竭以后，这些药物反而会加重肾脏缺血。

（4）严重的高血压没有得到控制：有很多人患了高血压就是不想吃药，觉得吃药伤害大，一吃就停不下来了，但是没想过不吃药、不控制血压会有更大的危害，会导致脑出血、肌酐升得快等，或者是有的人会吃降压药，但从来不测血压。现在去药房或者上网买个血压计十分方便、也不贵，操作起来也很简单，绑好袖带按一下血压值就显示出来了。一般肾功能还好、蛋白尿很多的人对血压需控制得严格点，应在 125/75 mmHg 左右，蛋白尿不多的人应将血压控制在 130/80 mmHg 左右，肾功能很差的患者应将血压控制在(140～150)/(90～100)mmHg 左右，而老年人可以适当放宽。

（5）用了对肾脏有毒性的药物：有一小部分人相信电视或网络中的小广告，吃保健品，还有宣称能治愈肾脏病的药丸和不明成分的中成药，乱吃这些和吃毒药没什么两样，不能治病，反而会让疾病恶化。另外有些人因为痛风、关节痛自己去药店买止痛药，而不知道止痛药其实是伤肾的，因此当你需要使用药物治疗时，你要对别人说你有肾脏病，要用对肾脏影响小的药。

（6）尿路梗阻即尿路结石、男性前列腺增生肥大等，会有尿量减少、排尿不畅、腰痛、腹痛等。

（7）严重感染：包括身体各个部位感染，比如说呼吸道感染引起的咳嗽、咳痰，消化道感染引起的腹痛、腹泻，尿路感染引起尿频、尿急、尿痛，皮肤感染引起脓肿破溃，甚至细菌、病毒还可以入侵到血液里引起全身感染。

（8）各种原因导致的心脏跳动无力或是心脏乱跳等，会让人感觉心悸胸闷、喘不过来气，脉搏会跳得很无规律。

当出现上述情况时，首先要尽快去医院，让医生帮你把一些危险因素排除，及时止损，只有这样肾功能才有逆转的可能。

7. 尿毒症的并发症应该怎么治疗？

（1）纠正酸中毒和水、电解质紊乱：简单来说就是缺什么补什么，多了什么去除什么。发生慢性肾衰竭时，体内的酸性物质增多，可以补充碳酸氢钠来纠正；钠离子及水分也会滞留在体内，一方面食盐含钠，因此需要少吃盐,另一方面可以间断应用利尿剂排出多余的水分,常用的有呋塞米、托拉塞米等,但是利尿剂要合理使用,经常发现有痛风的患者在口服噻嗪类的利尿剂,这明显是错误的,利尿剂必须在医生的指导和监测下才能用好;钾离子是通过肾脏排泄的,尿里的钾减少了,那么血钾就会增高,严重高钾甚至可以导致心脏停搏,可以通过药物治疗,但是无法纠正时,就必须要透析了。

(2)治疗高血压:血压高不仅仅影响肾脏,对心脏、大脑、眼睛都会有影响,严重的时候会引起心衰、脑出血、眼出血等,一般用药后血压控制在130/80 mmHg,对老年人可以适当放宽一些。有部分人高血压症状很顽固,医生和患者一定要有耐心,多测测血压,慢慢调整药物总会达到目标的。降压药物包括很多,如中长效的氨氯地平、非洛地平、乌拉地尔等,短效的尼群地平、美托洛尔、哌唑嗪等。通常一种降压药很难控制,常常需要同时使用两种甚至更多降压药物。

(3)治疗贫血:全身各个部位需要的氧气都需要血液中的红细胞携带运输,因此贫血会造成全身不适。肾脏病导致的贫血,我们称作"肾性贫血",在这里也是遵照缺什么补什么的原则,缺铁补铁,缺促红素就补促红素(人工合成的重组人促红细胞生成素)。

(4)治疗低钙高磷及肾性骨病:血液里的钙和磷是维持相对恒定的,当血磷增高时,血钙降低;反之当血钙增高时,血磷降低。磷是通过肾脏排泄的,所以慢性肾衰竭患者会出现低钙高磷。为了治疗疾病,很多有效的药物应运而出,包括含钙的磷结合剂、不含钙的磷结合剂等。

(5)治疗高脂血症:积极治疗高脂血症也是其中一环。

8. 尿毒症患者应该怎么吃?

大家都很关注患了肾病之后,什么能吃,什么不能吃,该怎么吃,因为肾病患者必须吃得"很讲究"。

(1)在这里,可不能进入"肾病要大补"的误区,相反需要低蛋白饮食,需要优质蛋白摄入,比如鱼、瘦肉、蛋、奶等,豆制品可以减少摄入,另外低蛋白饮食与复方α-酮酸制剂更配。

(2)减少钠的摄入,一般3～6 g/d的钠盐是可以接受的,也要根据血压、水肿的情况而定,但有些人一点盐都不吃,身体得不到盐分,甚至会危及生命。

（3）减少钾的摄入，少吃含钾高的食物及蔬菜，用煮或蒸的方式代替炒菜。

（4）减少磷的摄入，坚果、动物内脏含磷高，对于喜欢吃的人可能要受点罪了。有人说只喝汤不吃里面的肉行不行？不行，因为汤的含磷量也很高。

（5）此外需注意摄入足够的热量、补充维生素及叶酸等营养素。

二、识别急性肾损伤，避免急性转慢性

1. 什么是急性肾损伤？

急性肾损伤有自己明确的"帽子"，定义为肾功能在 48 小时内突然减退，表现为血肌酐升高 ≥ 0.3 mg/dl，或血肌酐较基础值升高 $\geq 50\%$，或是尿量 < 0.5 mg/(kg·h) 时间超过 6 小时。

以下通过 3 个病例来了解急性肾损伤。

第一个病例：李女士 40 多岁，平时单位有定期体检，基本正常。在夏季她吃了隔日的剩菜，当天就出现了恶心呕吐、腹痛腹泻，后来又发热，吃了退热药也不管用，整个人呈虚弱脱水的状态。第二天家里人急忙把她送到了医院，一测血压只有 90/60 mmHg（平时血压在 120/80 mmHg 左右），住院以后，查血肌酐190 μmol/L，经过补液、使用抗生素等治疗后，复查血肌酐慢慢下降，最后恢复正常。

第二个病例：小刘是个高中生，一次学校举办校运动会，他报了 5 000 米长跑。他平时算是个文弱书生，在比赛过程中感觉全身肌肉酸痛得厉害，但是要面子坚持到最后，补充水分后上趟厕所却把自己吓一跳，为什么呢？解出的全是酱油色的尿。小刘急忙通知父母去了医院，医生说他患的是"横纹肌溶解"，刚住院的时候查的血肌酐是 320 μmol/L，后来每天复查越来越高，尿量明显减少，做了 4～5 次血液透析后病情好转，尿量增多，后来摆脱透析成功出院了。

第三个病例：老王 60 多岁了，感觉最近几年排尿没有以前顺畅，总有尿不尽感。近几天喝水和以前差不多，但是尿量明显减少了，肚子越来越胀，去医院做检查，血肌酐 450 μmol/L，B 超发现膀胱胀成球，医生说是前列腺增生引起的"尿潴留"，插入导尿管以后，尿液哗哗地流出来，随后血肌酐逐渐降至正常。

2. 哪些情况会引起急性肾损伤？

如果出现了急性肾损伤，该如何寻找原因呢？总结来说，就是肾前性、肾性、肾后性。

第一个病例就是肾前性因素，作用于肾脏之前。上吐下泻导致血容量不足，流经肾脏的血流减少。从心脏泵出的血液供应到各个重要的脏器，因此当心脏功能不好，会引起急性肾损伤，同理当肾动脉狭窄的时候，也会使流经肾脏的血流减少。

第二个病例就是肾性因素，直接作用于肾脏。突然大量活动造成肌细胞破坏，其中释放的肌红蛋白将肾脏的肾小管堵住，导致水以及毒素排不出来。各种可能会影响肾小球、肾小管、肾间质的因素都会导致肾损伤，比如急进性肾炎，又如止痛药、某些抗生素、中草药、造影剂等都对肾脏有毒性。

第三个病例就是肾后性因素，即作用于肾脏之后。肾盂、输尿管、膀胱、尿道，任何一个部位发生梗阻都会引起排尿不畅，从而压迫肾脏结构，比如尿路结石、前列腺肥大、肿瘤压迫等。

3. 如何治疗急性肾损伤？

一旦发生急性肾损伤，我们就要像福尔摩斯一样，一步步地侦查下去，回忆发病过程中的每个细节，不能遗漏任何一个重要的线索，按照思路寻找一切可能。首先想想近期有没有因为发热、上吐下泻、手术、利尿剂等原因导致脱水或失血，其次有没有乱用药，特别是一些单方偏方、止痛药、抗生素等，或者是打了造影剂，最后有没有尿路梗阻引起尿量突然减少。当然更多的时候需要医生帮助一起去寻找原因，当没有找到明确的致病原因时，可能需要借助"金手指"——肾活检。找到原因之后自然就要去除这些因素，血容量不足的就要去补充液体，用药导致的就要停药，尿路梗阻的就要通过各种方法解除梗阻。

一部分患了急性肾损伤的朋友在住院期间可能会发现，医生基本上没用什么药，每天都是在抽血做检查。因为医生在等待，等待肾功能的恢复，等待尿量的恢复。肾脏受到一点打击可能就会迅速做出反应，但其同时又具有很强大的自愈能力。那么在这个过程中，需要动态监测肾脏的情况，主要依靠肾功能以及尿量，当尿量增多、血肌酐下降就知道病情在好转；同时要关注电解质,因为极容易出现代谢性酸中毒、高钾血症、低钾血症等情况,需要及时纠正。

当用尽其他各种手段之后,血肌酐持续上升,持续少尿(尿量少于400 ml/d)甚至无尿(尿量少于100 ml/d),代谢性酸中毒及高钾血症不能纠正,就需要透析治疗度过这段危险期,否则时间拖得越久,对肾脏损伤得越严重,越难以恢复,还会有生命危险。可以选择腹膜透析、间歇性血液透析或者是连续性血液透析。

4. 急性肾损伤最终会怎么样?

急性肾损伤同样讲究"三个早",早发现、早诊断、早治疗,对于肾前性、肾后性及一些肾性因素导致的急性肾损伤,做到"三个早",肾功能大多恢复良好。但是对于延误了时机或是某些肾性因素导致的急性肾损伤,往往肾功能不能完全恢复,特别是慢性肾脏病基础上发生急性肾损伤,可能很快进展到尿毒症,需要长期透析治疗或是肾移植。

三、透析方式知多少,腹膜透析先知道

王先生最近在医院被确诊为"尿毒症",肾内科医生告诉王先生,他需要选择一种治疗方式,代替肾脏排出体内多余水分和代谢产物。王先生目前可以选择的替代治疗方式包括透析和肾移植,其中,透析可以分为腹膜透析和血液透析。王先生咨询医生,自己应该如何选择呢?在下面这个部分中,我们将介绍关于腹膜透析和血液透析前前后后的那些事。

1. 患了肾病的我,什么时候需要开始透析?

除了急性肾损伤患者需要透析治疗维持体内代谢平衡之外,尿毒症患者是需要透析治疗的主要人群。

肾脏由于各种原因出现肾脏结构、小便或血液成分等异常,或者肾脏排泄功能降低,通常以肾小球滤过率(GFR)表示,超过 3 个月,就成了慢性肾脏病(CKD)。根据肾小球滤过率降低的程度,慢性肾脏病可以分为 5 期,而尿毒症是 CKD 的最后阶段。由于患者此时已经出现了肾衰竭,需要开始肾脏替代治疗。

一般来说,对于非糖尿病肾病患者,当肾小球滤过率小于 10 ml/min,并且有明显的心力衰竭、肺水肿、高钾血症、出血等尿毒症症状时,应该开

始透析。对于糖尿病肾病患者,由于并发症出现相对较早,为了提高生活质量,可以适当提前至肾小球滤过率小于 15 ml/min 时开始透析。对于有肾移植意愿的患者,在等待肾源期间,可以选择透析来维持人体基本的排泄功能。

2. 什么是腹膜透析?

腹膜透析,简称腹透,是向腹腔内灌入腹膜透析液,利用人体腹腔内侧的腹膜作为滤过膜,通过渗透和弥散作用,让血液中的多余水分、代谢产物和毒素等进入腹透液中,然后通过管道排出体外,从而部分替代肾脏的排泄功能。

腹膜透析的装置主要包括腹透管、连接系统和腹透液三部分。腹透管是实现腹透液进出腹腔的通道,通过手术置入,末端一般位于腹腔最低点,另一端留在腹腔外,通过连接系统连接腹透液。

腹膜透析主要由患者本人或家属操作,通常在家中进行。腹透主要有以下几种方式,包括持续性非卧床腹膜透析(CAPD)、间歇性腹膜透析(IPD)和自动腹膜透析(APD)。

持续性非卧床腹膜透析(CAPD)是目前最广泛应用于临床的一种腹膜透析法。一般是每天更换透析液 3～5 次,每次透析液为 1.5～2 L,白天每次透析液留腹时间为 4～5 小时,夜间留腹时间为 10～12 小时,这样就使患者在 24 小时中腹腔基本都有透析液经腹膜进行物质透析交换,而患者白天只有在更换透析液的时间内不能自由活动,其他时间可以自由活动或者学习、工作。

间歇性腹膜透析(IPD)常用于急性肾衰竭,或者慢性肾衰竭行持续性非卧床腹膜透析(CAPD)的初始阶段,毒素水平高,水钠潴留严重,急需清除毒素、纠正酸中毒及电解质紊乱的患者。每次保留 1 小时,每日交换 10～20 次不等,每周 4～5 个透析日,透析总时数为 36～42 小时。

自动腹膜透析(APD)泛指所有用腹膜透析机进行的各种腹膜透析方式,包括持续循环式腹膜透析(CCPD)、夜间间歇性腹膜透析(NIPD)、潮式腹膜透析(TPD)等方式。它的特点是利用机器自动完成透析过程中透析液的交换,还可以根据患者腹膜转运功能的不同,选择不同的透析液留置腹腔的时间和交换次数。此外,APD 多是在夜间患者休息时进行,可以使患者腹腔容纳更多的透析液。

针对不同患者选择不同的透析方式和不同糖浓度的透析液,在透析过程中应每日监测血液生化数据变化,以免水和电解质排出过多。

3. 我适合做腹膜透析吗?

要回答这个问题,首先,我们谈一谈哪些人不适合做腹膜透析。考虑到腹透需要进行腹腔置管手术,将腹膜作为滤过膜,每次放入足量的腹透液进行物质交换,存在以下情况不适合选择腹膜透析:①腹壁病变影响置管;②腹膜广泛粘连、严重腹膜缺损或存在胸腹腔瘘;③妊娠晚期;④腹腔巨大病变使腹腔容积明显减小;⑤患有疝气未经修补;⑥严重腹胀或肠胀气;⑦严重肺功能不全;⑧严重高分解代谢。

此外,由于腹膜透析主要在家中,由患者或家属操作。为了减少发生感染的可能,如果不能满足以下条件也不建议选择腹透:①单独的清洁房间,具有紫外线灯等消毒设备;②具备自理能力或有专人全天服侍。

除此之外,满足透析条件的患者均可以考虑选择腹膜透析治疗。

4. 糖尿病患者可以选择腹膜透析吗?

目前常用的腹透液中,渗透剂大多是葡萄糖,有 1.5%、2.5%、4.5% 三种浓度,浓度越高则脱水作用越强,由医生根据患者液体潴留程度选择。那么患有尿毒症的糖尿病患者可以做腹膜透析吗? 答案是可以的,但需要根据患者血糖变化调整降糖药物剂量。腹透液中的葡萄糖在腹腔中,部分会被人体吸收,但糖尿病并不是选择腹膜透析的禁忌证。多项研究表明,糖尿病患者应用腹膜透析治疗时,血糖可以通过药物得到良好控制,并且相比血液透析,腹膜透析能够有效提高患者生存质量,降低不良反应发生率。

5. 腹膜透析有什么优点和缺点?

腹膜透析主要的优点有:①主要在家中操作完成,不需要特殊治疗设备,相对简便快捷;②能保护残余肾脏功能,相对长时间的有小便排出;③透析时对人体血流循环影响较小,心功能不佳者相对容易耐受;④透析时无须加入抗凝药物,对于有活动性出血或出血风险的患者可以选择。

腹膜透析也存在一些缺点:①每天均需操作进液、放液 3~5 次;②操作或饮食不当时,发生感染风险高,一旦发生腹腔感染,对腹膜功能影响较大，同时需住院治疗；③腹膜透析在交换小分子物质的同时，蛋白质等营养物质也会交换至腹透液中流失；④由于腹透液中常用渗透剂为葡萄糖，腹膜透析患者肥胖、高脂血症、心脑血管动脉硬化发生率等相对升高。

6. 哪些人更适合做腹膜透析？

结合腹膜透析可以在家中操作、保护残余肾脏功能、对血流动力学影响较小等优点，以及血液透析对血管条件等的要求，存在以下情况的患者可以优先考虑选择腹膜透析：

（1）刚进入透析，仍有残肾功能的患者：残肾功能可以认为是当肾脏结构、功能受损后，肾脏残存的部分正常工作的能力。例如排出尿液和代谢废物，维持血液中钾、钙、磷等离子稳定，分泌物质防止贫血、高血压等，保护残肾功能可以降低患者的死亡率。有研究表明，腹膜透析相比血液透析能延缓肾功能继续进展，因此推荐有残肾功能、尿量较多患者优先考虑腹膜透析。

（2）老年人、儿童、偏远地区患者以及其他血管条件差、心功能不佳患者：首先，腹膜透析简便易行，可在家里进行，不用频繁去医院，容易被老人、儿童以及偏远地区或远离城市的农村地区患者接受。其次，与血液透析相比，腹膜透析不需要建立血管通路，一则不需要考虑患者血管条件是否能满足透析置管要求，二则可以避免反复血管穿刺给儿童带来的疼痛及排斥治疗的心理。此外，腹膜透析过程中不会明显改变血液流动，对心脑血管功能影响小，老年人及合并心绞痛、心肌梗死、心肌病、严重心律失常、反复低血压和顽固性高血压、脑梗死、脑出血等疾病患者可以优先考虑腹膜透析。

（3）患有传染性疾病：有病毒性肝炎、艾滋病等经血液传播疾病的患者使用血液透析机进行血液透析时，虽然有严格的消毒措施，但腹膜透析能减少疾病传播的可能。

（4）有明显出血或出血倾向或凝血功能异常：此类患者，尤其是有重要器官出血，如颅内出血、胃肠道出血、颅内血管瘤等时，不适合血液透析，可以优先考虑腹膜透析。

7. 腹膜透析置管前要注意什么？

腹膜透析置管是腹膜透析开始的第一步。对于患者，首先需要对即将进行腹膜透析做充分的心理准备和物质准备。

在心理上：①通过观看腹透宣教视频，听医生、护士讲课等方式，接受即将成为腹膜透析患者的转变，理解腹膜透析是治疗肾衰竭的有效手段，需要患者、家属和医护人员的共同努力；②学习腹膜透析操作方法；③放松心情，做好心理建设。

在物质上：①在家中安排单独洁净房间用于腹膜透析操作，准备血压计、体温计、电子秤、体重计、恒温箱、输液架、洗手液、口罩、无菌棉签、碘伏溶液、纱布和胶布、碘伏帽、紫外线灯、闹钟、腹透记录本等；②家中尽量不养宠物和家禽，联系当地腹透液供应商供货；③术前 1～2 天洗澡，清洁腹部污垢，同时注意保暖，避免受凉；④手术当天禁食禁水，术前排空大小便；⑤对于术前首先需要进行常规的评估和检查，如病史询问、体格检查、心电图、胸片、血常规、肝肾功能、电解质、止凝血等，由医生指导完成。

8. 腹膜透析置管后要注意什么？

腹膜透析置管术后可能出现以下情况，值得注意：

（1）血性腹透液：清洁的腹透液为无色透明，置管术后的腹透液呈淡红色时，称为血性腹透液。不必过于紧张，一般用腹透液反复冲洗或继续腹透后红色逐渐变淡、消失。严重出血者较少见。若出血持续不止，需再次手术探查。

（2）腹壁漏液：多见于老年、肥胖和腹壁松弛的患者，也可因置管后立即透析所致。分为腹壁渗漏和管壁渗漏。为预防渗漏发生可以提前置管。若应用多种方法后仍有渗漏，需要重新置管。

（3）腹透液流入和流出不畅：腹透管堵塞会引起腹透液流入和流出均不畅。引起堵塞的常见原因有：肠道压迫，管道内血凝块或纤维蛋白凝块形成，腹腔网膜包裹，腹腔内肠管粘连和导管弯曲等。根据不同原因可以相应采取灌肠、肝素或尿激酶冲管以及重新置管等方法解决。

（4）腹透液流入顺畅，流出受阻：此时应考虑导管移位，即腹腔内管道偏离了原来的位置。腹部平片可以看到导管末端不再位于腹腔最低点。可以采用物理手法复位，X 线下导丝引导等方式进行复位。

（5）呼吸困难：开始腹膜透析后，如果出现呼吸困难或原有症状加重，需要考虑是否出现以下情况：①腹腔灌入腹透液后压力变大，压迫胸腔；②少数患者胸腔与腹腔之间的膈肌存在小瘘口，腹腔内的腹透液流入胸腔中,形成"胸水",挤压肺脏;③合并肺部感染等继发性疾病;④应尽快明确原因,可以多做深呼吸,治疗上对症下药。

9. 腹膜透析患者出现哪些情况需要去医院?

腹膜透析患者出现以下情况之一,应及早前往医院就诊:

(1)隧道口异常:如果腹透管外端出口,即隧道口出现脓性分泌物,周围红肿、触摸时疼痛以及结痂等,提示可能存在隧道口感染,如不及时控制,可能发展为腹膜炎。

(2)腹透液浑浊并发腹痛、腹泻:腹透液浑浊是腹膜炎最早的临床表现,腹痛是腹膜炎的常见症状,部分患者有不洁饮食病史,并伴有发热、便秘或腹泻。而腹膜炎是导致腹透患者反复住院、透析失败,甚至死亡的主要原因。若出现上述情况,应检测腹透液常规,若白细胞数大于 100 个/mm^3或者白细胞计数不高而多核细胞比例大于 50%,应高度怀疑腹膜炎的发生。

(3)超滤量下降:超滤是经腹透液由患者体内滤出的多余水分及代谢产物,而超滤量是患者腹腔放出的液体减去放入的液体之差的质量。如果短时间内超滤量明显减少,可能由于透析管道堵塞、腹膜炎或腹膜滤过功能下降等导致。

(4)腹部包块:腹透患者透析时腹腔内压力增加,可在大腿根部、手术切口和肚脐等腹壁薄弱处形成疝气,通常表现为突出的包块,可伴有腹痛,严重时可有停止排气、排大便或呕吐等。疝气发生后应立即停止腹膜透析并作修补。

(5)到了腹透评估时间:一般刚开始进行腹膜透析的患者,1 个月后进行一次腹透评估,主要评价水分和毒素的清除是否充分,体内各种电解质、酸碱平衡是否稳定。等待情况稳定后,评估间期逐渐拉长至 3 个月、半年,甚至 1 年。

(6)出现其他不适:腹透患者如果有全身乏力、头晕等不适,需要注意是否存在低钾血症、贫血、低血糖、心脑血管意外等,及时治疗。若合并全身其他部位的感染等,应及时前往肾脏内科或相应科室就诊。

10. 腹膜透析患者日常生活要注意哪些?

为了避免腹膜透析患者并发症的发生,我们有以下几点建议:

（1）注意隧道口护理：一般每周 3 次，用无菌棉签蘸取碘伏清洁隧道口，最后用纱布覆盖，胶布固定。

（2）规范操作、连接腹透外管：操作前用洗手液进行"七步洗手法"规范洗手，无菌操作，操作前注意检查腹透液包装是否完整，有无渗漏，进出水时确定腹透液进出管道夹子正确夹闭。

（3）饮食健康与卫生：避免食用生冷水果、蔬菜、隔夜菜等，保证食物卫生、健康；注意优质高蛋白饮食，每天蛋白摄入量应保持在每千克体重 1.2～1.5 g，其中 50％以上为优质蛋白，如鸡蛋蛋白、牛奶、鱼肉、猪肉、大豆等，每顿吃适当熟食蔬菜，保持营养均衡。

（4）避免感染：腹膜透析患者相对体质较差，应注意防寒保暖，出汗后应及时更换衣物，避免受凉；尽量少去人群密集的地方，避免与咳嗽的患者接触。

11. 腹膜透析充分性是什么意思？

腹膜透析充分性是指治疗患者所用的透析液剂量足够、透析效果满意的程度，能降低患者死亡率。透析充分时，患者在日常生活中没有典型的尿毒症临床症状，例如失眠、恶心、呕吐、乏力、纳差等，血压控制良好，全身没有明显水肿，营养状况和贫血控制良好。

腹膜透析充分性常用的评价指标有：①小分子物质的清除，即尿素清除率（Kt/V）和总肌酐清除率（TCCr）是最常用作判断透析充分性的指标，可以通过抽血查肾功能、留 24 小时尿标本等检查后评估。治疗指南上推荐的是 Kt/V＞1.7，也有研究认为，Kt/V＜1.5，TCCr＜40 L/1.73 m² 时死亡风险相对较低；②水分清除情况和容量平衡：患者每 24 小时的净超滤量在 500～2 500 ml 的范围内，均可以达到容量平衡，推荐超滤量大于 1 000 ml，减少水肿等不适。

四、浅谈血液透析

1. 血液透析是什么？

血液透析简称血透，基本原理与腹膜透析类似，利用管道将人体血液引入血液透析机器中，借助人工合成的半透膜，代替腹膜，与透析液进行交换，将血液中的多余水分、代谢产物和有毒物质清除出人体，达到净化血液、纠正水、电解质及酸碱平衡的目的,因与肾脏功能类似,又称"人工肾"。

血液透析根据其治疗方法的不同,分为两大类:间歇性血液透析治疗和连续性血液透析治疗。前者又可以分为常规血液透析、血液滤过和血液灌流等。常规血液透析最为常用,一般每周去定点医院 3 次,每次进行 4～6 小时血液透析。连续性血液透析治疗又叫连续性肾脏替代治疗(CRRT),相对常规血液透析具有对血流影响较小、可持续清除水分与中小分子物质的特点,可以实现床边治疗急救,因此成为救治各种危重症患者时的重要器官支持措施之一。

2. 我适合做血液透析吗?

血液透析以下简称"血透",主要依赖医院、血液透析机器和医护人员,对患者操作能力和家庭环境没有太多要求,因此对于在家附近能找到固定透析医院,有足够空余时间的患者可以选择血液透析治疗。

在满足透析治疗条件的前提下,当患者存在严重水潴留,电解质、酸碱平衡紊乱,如出现高钾血症($K^+>6.5$ mmol/L)合并心律失常,严重酸中毒时 pH<7.2,严重水潴留,急性药物或毒物中毒等可以选择紧急血液透析治疗。此外,对于腹膜透析治疗效果不佳的患者,可以考虑改为血液透析治疗。

血液透析需要在血管内置管或造瘘,同时每次透析时对全身血流改变较大,因此对于血管条件较差、心脏功能不佳或存在严重心律失常的患者,不适合血透。此外,由于血透需要加入抗凝剂,存在活动性出血或有出血倾向的患者,同样不适合血透。

3. 血液透析是否充分?

血液透析一般每周 3 次,每次 4～6 小时,需根据患者情况调整透析剂量。透析不充分是引起患者产生并发症,甚至死亡的常见原因。

血液透析充分性,不仅强调每一次透析的效果,也包括患者整体健康和生活质量。有以下几个指标来综合评估一下:①患者自我感觉没有特殊不适;②患者透析后体重达到"干体重";③血压得到良好的控制,透析前血压控制在 140/90 mmHg 左右;④没有明显的液体潴留的情况,比如下肢水肿、眼睑水肿、夜间不能平卧、活动之后呼吸困难;⑤检查之后没有明显酸中毒、高血钾或高磷血症等;⑥血清白蛋白>35 g/L;⑦血红蛋白维持在

110 g/L左右;⑧肾性骨病轻微;⑨周围神经传导和脑电图都正常;⑩Kt/V值达到1.2~1.4。

透析充分性评估一般应一个月一次。如果出现血液透析治疗顺应性差,可推迟或提前结束检测。

4. 什么是"血液透析患者的生命线"?

尿毒症患者接受血液透析治疗前,必须建立一条血管通路,方便完成血液净化。血管通路可以分为临时通路和长期通路,前者包括直接穿刺和中心静脉置管,后者包括动静脉瘘和长期带涤纶套留置导管。其中,以动静脉内瘘最为常用,具有安全、血流量充分、感染机会少等优点。因此被称为"血液透析患者的生命线"。

动静脉瘘是通过手术将肢体浅表的动脉与静脉进行血管吻合,在中间形成一条通路,老百姓俗称做瘘或造瘘。在动脉的高流量、高压力、高流速的血流冲击下,静脉经过一段时间的成熟,血管壁增厚、管腔增宽,在需要进行血液透析的时候,可立即穿刺静脉血管,进行血液透析治疗,从而挽救生命。因此,平时应避免外力压迫及穿刺等,注意保护。

5. 血液透析中可能出现哪些并发症?

血液透析过程中及透析前后可能出现以下并发症,需要积极处理。

(1)透析中低血压:是指透析过程中血压的高压下降>20 mmHg或平均动脉压降低10 mmHg以上,并有头晕等低血压症状。应立即停止滤过,采取头低位、喝水或输注生理盐水。

(2)透析中低血糖:由于尿毒症患者食物摄入较少,胰岛素排泄降低等,在透析时可能出现低血糖,严重时可出现昏迷。发生时应立即测血糖并喝糖水。

(3)肌肉痉挛:大多出现在每次透析的中后期,常见原因有低血压、超滤过度、透析后低钠等,需要根据原因对症处理。

(4)恶心、呕吐:这是尿毒症患者常见的症状,与毒素积累影响胃肠道功能有关。如果只是偶然出现,不伴有头晕头痛、腹泻等,可以通过适当服用促进消化的药物调节胃肠道功能。

(5)皮肤瘙痒:目前原因尚不明确,可能与身体里磷含量异常相关,可以通过加强透析、保持皮肤滋润等方式使症状得到一些改善。

(6)出血:血液透析过程中需要加入抗凝剂防止血液在管道内凝固,但同时可能导致人体出血,常见表现为皮肤出血点、牙龈出血、大小便带血,此时应避免食用过烫和坚硬食物,及时去医院就诊。

(7)导管相关感染:透析导管在每次使用和平时护理过程中,如清洁不佳,可能导致导管污染,此时的管道如果继续使用,则可能导致微生物通过血液循环引起全身的感染。平时应注意保护管道卫生,洗澡时注意防水保护。

6. 腹膜透析、血液透析及肾移植的优缺点比较

见表1。

表 1　腹膜透析、血液透析及肾移植的优缺点比较

治疗方法	优点	缺点
腹膜透析	保护残存肾功能 清除大分子毒素效率高 降低透析交叉感染风险 生活质量相对高	家庭及个人卫生要求高 腹部带有透析管 腹膜炎、腹膜硬化 高脂血症、肥胖 腹部疝气、背痛
血液透析	透析中心操作,简单 清除小分子毒素效率高	需每周去医院3次 需要反复血管穿刺、造瘘 可能出现出血 血液波动大不易控制
肾移植	不需要透析 重返社会可能性增加 受限制少,旅行方便	供肾短缺 手术风险 排斥反应和感染风险 药物的副作用 移植肾并非终身使用

五、肾脏移植

同为30岁左右的小王和小李患有尿毒症,两人在同一家医院治疗。某天,医生查房的时候小王偶然听到医生在和小李讨论肾移植的准备。小王觉得很奇怪,为什么医生总是建议他尽快建立血管通路,尽早做血液透

析治疗,而没有详细跟他谈过肾移植的事项,是医生偏心吗?

小王怀着疑问向自己的主治医生提出了这个问题。

小王:"刘医生你好,今天上午我听到你在跟小李谈论肾移植的事情,以前我也在网上了解过尿毒症的治疗,听说对于年轻的尿毒症患者首选的肾脏替代治疗方式为肾移植,为什么没有医生建议我做肾移植呢?"

刘医生:"年轻的尿毒症患者比较适合肾移植没错,但也有部分人群不适合肾移植治疗。首先,并非所有尿毒症患者都适合做肾移植。在接受肾移植手术前应进行全面细致的评估,包括原发病种类、年龄、各器官系统情况、是否有潜在感染和肿瘤等。其中,原发病类型对术后免疫选择会有一定的影响,如肾小球肾炎或糖尿病肾病患者的方案不同。所以,如有条件,医生要在手术前再次明确患者的原发病类型。"

一般而言,患者在肾移植术前应处于一种相对"健康"的稳定状态。若患有炎症、肿瘤、结核、活动性肝炎等疾病,因为手术以后会服用大量免疫抑制剂,会导致疾病加重。受者(尿毒症患者)在术前要做一系列检查,包括血常规、血型、凝血功能、心电图、血生化等,并进行感染、肿瘤等指标的筛查,还有群体反应性抗体类白细胞抗原等免疫学检查。

做上述检查的目的很明确,即确定患者目前的状态是不是适合接受肾移植?如果适合,让每位受者找到最适合自己的供肾,让肾移植术后急性排斥反应等并发症的发生率尽可能降到最低。我们知道,移植肾是"别人的东西",植入后会受到自身免疫系统的识别并产生排异反应,这会影响移植肾功能的发挥,甚至导致移植肾失去功能。这也是绝大多数肾移植患者需要终身服用免疫抑制剂的原因。

出生时即携带乙肝病毒,多年前曾做肾穿提示"乙肝相关性肾病",肾移植后需使用免疫抑制剂,可能诱发乙肝病毒大量复制,将来可能引起一系列并发症。

经过医生的耐心解答,小王理解了医生为什么没有建议他做肾移植手术。

对于可以做肾移植的小李,同样也有以下一些问题想要请教刘医生。

1. 肾移植手术是越早进行越好吗?

小李 1 年前就被诊断为慢性肾脏病,当时其血清肌酐值已有 $400\,\mu mol/L$,此次住院查肌酐已升高到 $500\,\mu mol/L$。小李想做肾移植,但是医生告知他不是想做就能做，需要等待肾源。

肾移植并非越早越好，也并非越晚越好。一般情况下，要从多方面因素来考虑。

首先，要求患者在接受肾移植术前最好能进行3～6个月的透析治疗，通过透析治疗，使体内毒素得以清除，酸中毒及电解质紊乱得到纠正，毒素引起的体内各器官并发症基本消失，可以保证手术顺利；通过血透治疗可减少慢性肾炎患者体内免疫复合物和抗体，使患者免疫水平降低，肾移植后发生排斥反应的概率减少，增加了肾移植成功的安全系数，从而保证移植肾长期存活；通过透析使患者病情稳定，全身情况有所改善，心理状态渐趋平衡，以保证移植手术安全及获得移植肾的长期存活。再者，允许在这一段时间内做术前的一些针对性治疗，如针对高血压及贫血等进行治疗，使患者尽快"达标"，增加了肾移植的成功率。此外，若患者有病情及经济等情况变化时，配型合适者也可提前或推迟移植。

有的患者想等到有克隆肾或更好的免疫抑制药物或理想HLA配型时再进行肾移植，所以无限期地拖延肾移植时间。应该注意到，长期血液透析者，由于毒素清除不彻底、贫血、引发心血管并发症和各种感染（乙肝、丙肝）等的可能性增加，使心、肝、肺等重要器官受到损害，可能从此失去移植的最佳时机。

有5％～10％的肾移植术前不做透析，直接手术。无透析而直接进行手术的尿毒症患者，心、肝、肺等重要脏器功能必须良好，无胸腔积液、心包积液、心力衰竭等并发症，以保证手术顺利。

最后，若患者系第二次或第三次肾移植时，如果前次肾功能丧失为排斥反应所致，原则上再次移植间隔时间应在半年以上，其目的在于使体内抗体水平下降，此时对HLA配型及PRA指数的要求更高，有利于提高再次移植的成功率。

总之，肾移植最佳时机的选择，要依据各人的体质、尿毒症的病情、各器官功能状况和透析时间而定。所以不能一概而论，一般由肾移植医师根据每人的具体情况做出决定肾移植前应进行积极治疗，争取最好的移植效果。

2. 肾源怎样获得？

移植肾的来源主要分为两种，即活体供肾和尸体供肾。前者优于后者,特别是来源于亲属的活体供肾,如父母、兄弟姐妹、子女之间。他们与接受肾移植的患者配型的成功率更高,而且供肾的远期存活率更高。

虽然肾脏替代治疗也可以选择血液透析和腹膜透析,在肾移植等待阶段可以先行透析过渡,但长期的血液透析或腹膜透析患者的血管条件、心血管条件及营养状况会逐渐变差,也会增加肾移植术后并发症的风险。肾移植手术的时机选择理论上是越早越好,但目前肾源紧缺是我们无法回避的问题,很多患者需要排队3~5年才能做上肾移植手术。

我国每年等待换肾的患者有上百万,每年能接受肾移植的患者不足5 000例,许多患者在等待肾移植的过程中丧失生命。亲属供肾能够有效地解决肾源不足的问题。

3. 肾移植手术的方式是怎样的, 需要切除原来的肾脏吗?

肾移植手术是将供者的肾脏通过手术植入尿毒症患者体内,来代替病变的肾脏发挥功能,手术是由腹部开刀,植入的新肾被置放在下腹部靠近腹股沟处(如右侧髂窝),不需要拿掉原有的两颗肾脏,而只需将新肾的血管接到受赠者腹部血管,并且将新肾的输尿管植入受赠者的膀胱壁即可。除非原来的肾脏影响了现在要做肾移植的手术,那么就要把原来的肾脏切除。需要切除原来肾脏的有:①多囊肾;②原来的肾可能出现感染或者有感染灶;③原来的肾脏并发了肿瘤或者其他的不良情况。因此,肾移植以后,人体将会拥有三个肾。但这三个肾中,真正发挥功能的只有一个,即移植肾。

4. 只有一个正常的肾脏, 能维持机体的需要吗?

有患者会担心:只有一个肾工作,够不够? 其实,有极少数人先天就只有一个肾,有一些人因为肿瘤、外伤等原因切除了一个肾,仍能维持肾功能的稳定,原因在于肾有极为强大的储备功能。肾脏的储备功能是最为强大、最"任劳任怨"的。因为肾脏的储备功能高达80%,只要单个肾的1/3还保持着功能,就能使其正常"运转"。一个肾足以维持机体运转正常。

5. 原有的无功能的肾脏会不会妨碍新的肾脏?

原有的无功能的肾要切除吗? 它会不会妨碍新肾? 在肾移植的手术过程中,简单地说就是将移植肾的动脉和受者的髂内或髂外动脉相吻合,将移植肾的静脉和受者的髂外静脉相吻合,将移植肾的输尿管和受者的膀胱或者输尿管相吻合,从而使移植肾在体内发挥功能。在大多数情况下无须切除患者自身已经病变的肾。

6. 手术后多久可以见效?

大部分接受肾移植的患者,在术后 1 周内其血肌酐水平就可恢复正常,因为移植肾在机体内正常发挥其功能,就可以将肌酐、尿素氮等代谢产物经尿液排出体外,但也有部分患者存在着移植肾延迟恢复功能的情况。其原因有很多,诊断困难时就需要行移植肾活检来明确诊断。这部分患者往往需要继续做血液透析或腹腔透析,一直过渡到移植肾正常发挥功能。

7. 除配型成功外,肾移植供者还需要什么条件? 肾移植对于供肾者有什么伤害?

原则上,年满 18 周岁的亲属,精神状况正常,既往无糖尿病、心血管疾病、肾脏病、传染病以及家族遗传疾病等病史,可作为供肾者。

目前认为活体供肾的禁忌证主要包括:①年龄<18 岁或>65 岁;②存在严重疾病史,如心肌梗死、恶性肿瘤、慢性肝炎等;③血型不同或组织配型不合;④肾功能减退,包括蛋白尿、病理性血尿或有遗传性肾炎或多囊肾家族史者;⑤糖尿病;⑥血栓,其他栓塞病史;⑦肥胖(>30%标准体重);⑧感染性疾病未被控制。

8. 作为供肾者,除配型外还需完善哪些检查?

供肾者的术前检查包括:

(1)询问病史及全面体检:供者必须身体健康,还要了解其思想认识、心理状态以及精神稳定情况。

(2)实验室检查。

(3)免疫学检查。

(4)其他检查包括:①胸、腹部 X 线平片;②核素肾图;③心电图;④排泄性尿路造影;⑤肾动脉造影。

9. 捐出一个肾脏后,供肾者的身体状况会受到影响吗?

很多患者及供肾者都有这样的疑虑。事实上,肾的储备代偿功能很强,即使肾功能有所减退,其排泄代谢物及调节水电解质平衡的能力仍可满足生理需要。只有60%以上的肾单位病变时,才会出现肾功能失代偿的临床症状。从生理学上说健康人捐献出一个肾相当于减除约50%的肾单位,单侧肾脏仍有部分储备和应急能力。因此,捐出一个肾是可行的,对健康无大碍。一个功能正常的肾足以满足人体的正常生理需要。

10. 对供肾者来说,肾移植手术的风险有哪些?

供肾者最大的风险主要是手术风险,常见的手术风险主要包括感染和出血。

(1)出血:肾移植术后出血可分为早期(术后24～48小时)和晚期(术后数天、数月乃至1年之后)。出血原因常见有:①肾病终末期处于尿毒症情况下,凝血机制障碍,血小板减少;②长期透析疗法,使用抗凝剂;③手术操作;④感染引起继发性出血;⑤弥散性血管内凝血;⑥移植肾破裂。

(2)切口感染:常见于:①肥胖患者;②糖尿病患者;③免疫抑制剂糖皮质激素可改变伤口炎症期的过程,延迟伤口愈合的进程。

(3)肾动脉、静脉血栓形成。

(4)移植肾破裂:移植肾破裂是肾移植术后早期的严重并发症之一。以尸体供肾者多见。可发生在术后3周内,但以术后1周内多见。移植肾自发破裂的原因一般认为与排斥反应有关,亦可由于肾穿刺活检、供肾摘取与灌洗时损伤、尿路梗阻、剧烈咳嗽、用力大便突然增加腹压以及不慎跌倒等诱因而发生。

(5)尿路梗阻:主要是输尿管梗阻,若逐渐或突然出现少尿、无尿并且伴有移植肾区胀痛时应提高警惕。

(6)其他:如尿瘘、淋巴囊肿等。

11. 如何尽量减少肾移植的术后并发症呢?

严格的术前评估、丰富的手术经验、细致的术后护理,都是可能减少手术风险的因素。

建议供肾者在术后1个月内以休息为主,不要过于劳累,要保持心情愉快,适当进行散步活动,尽量少提重物。根据个体恢复情况不同,通常2～3个月后可恢复正常工作。

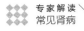
12. 肾移植术后，供肾者有哪些注意事项？

供肾手术可能增加供者心血管危险因素的发病的风险，供肾后的并发症可能加剧肾功能下降。鉴于以上原因供者术后应注意以下问题：

（1）观察腹部伤口辅料有无渗血、渗液。

（2）保持伤口引流管、导尿管通畅，并妥善固定。

（3）术后 6 小时内平卧，6 小时后可半卧位，24 小时后床上适当活动四肢，术后 2～3 天可下床活动，忌剧烈运动。

（4）肠蠕动恢复后，按医嘱进食，给予高热量、高维生素、易消化的软食，体重稳定者鼓励多饮水，保持排便通畅，但需戒除不良饮食习惯，做到均衡饮食。

（5）术后须定期随访：术后 1 个月、3 个月，以后每隔 1 年进行全身健康体检，注意复查血压、血常规、肾功能、尿常规等。

（6）为避免加重单侧肾负担，供肾切除术后应注意：①慎用肾毒性药物，常见有氨基糖苷类抗生素、非甾体类解热镇痛药；②慎用造影剂检查。

13. 尿毒症患者行肾移植手术后还需要用药吗？ 为什么？

许多肾移植的受者会问：我已经有了一个新肾，体内的毒素可以排出，为什么还要用药？为什么我在肾移植后要使用比以前更多的药物？

人体的免疫系统能够识别并清除攻击人体的病毒、细菌和异物，甚至能识别和清除人体内的肿瘤细胞、坏死细胞及其他有害成分。通常免疫系统维护人体内部环境的稳定，对机体的健康是有利的。然而，当新的肾脏被植入受者体内后，移植肾也会同细菌、病毒一样，受到受者免疫系统的识别和攻击，这就是我们常说的排异反应。排异反应是肾移植术后最常见的并发症之一，它对于移植肾来说是具有破坏性的。当肾移植受者发生排异反应时，临床上常表现为尿量减少、水肿、发热、移植肾区胀痛不适、血肌酐水平升高、蛋白尿等，甚至会出现移植肾彻底失去功能，患者需要重新开始血液透析或腹膜透析治疗。

所以，肾脏移植患者想要移植肾脏后功能正常，就要终身服用免疫抑制剂（除同卵双生子之间的移植外）。用药的剂型、剂量要遵守医嘱，在医生的指导下调整药量，千万不要自己随便增减。术后除常规服用激素和免疫抑制剂外，若要应用与治疗有关的其他药物，如降压药、保肝药等都要征得医生的同意,并要遵医嘱按时按量服用,并且避免使用对肾脏有毒性的药物。

14. 肾移植术后有哪些常用药?

(1)免疫抑制剂:了解了人体免疫系统对移植肾的排异反应,就不难理解为什么肾移植手术后要使用免疫抑制剂。肾移植术后常用的免疫抑制剂有糖皮质激素、霉酚酸酯、环孢素、他克莫司、硫唑嘌呤、中药制剂(如雷公藤)等。为了能提高治疗效果并减少药物不良反应的发生,医生通常会选择其中的 3~4 种药物作为免疫抑制治疗的组合,以减少每种药的用量,达到在最小不良反应的基础上有效抑制排异反应发生的目的。

许多免疫抑制剂如环孢素、霉酚酸酯、他克莫司、西罗莫司等,只有在达到一定的血液药物浓度后,才能在体内发挥作用,而服用药物的间隔时间和剂量都会对药物浓度产生影响。因此,肾移植受者须定时、定量服用免疫抑制剂,定期检查血药浓度,并按时随访,在医生的指导下调整剂量和治疗方案。

(2)除以上几种药物之外,肾移植受者还须服用治疗基础疾病的药物,其中最常见的就是降压药。

很多尿毒症患者都有高血压,有些是原发性高血压,有些是肾衰竭之后引起的肾性高血压。在肾移植受者中,一部分在术后血压恢复正常,一部分仍有高血压,甚至还有一部分本来没有高血压,由于手术及药物的原因出现高血压。对这些并发高血压的肾移植受者,就需要通过饮食、运动及药物控制血压。在肾疾病中,高血压是一个重要的症状,它会促进肾脏病的发展,而肾功能的损伤也会造成血压的升高。对于肾移植受者,需要通过生活方式的干预和药物治疗,将血压控制在 130/80 mmHg 以下。

总之,肾移植术后,如何保护移植肾功能,使其能够更长时间地发挥作用,是每一个肾移植患者必须面对的问题。而我们前面所提的药物,都是肾移植患者的常用药物,在减少排异反应、防治并发症、治疗血压等方面都起到重要作用,最终使得移植肾能获得更长的生存时间。

15. 术后饮食应注意哪些?

饮食规律,少量多餐,营养均衡。食用富含多种维生素和优质蛋白低脂肪、低糖、低盐、易消化的食物。为防止骨质疏松发生,可间断食用含钙丰富的食物,必要时遵医嘱补充钙剂;但要注意防止补钙过量,以免加重肾负担。戒烟酒,减少或避免食用辛辣、刺激的食物。

（1）术后前期及恢复期：90％的患者在术前有高血压病史，术后大部分患者因疾病和免疫抑制剂应用等原因有不同程度的高血压。此外，少数患者因低蛋白血症等出现水肿，故建议在术后半年恢复期内，给予低盐饮食，以利于高血压降低，如有腹泻等特殊情况例外。

（2）严格限制简单糖：最好不用单糖和双糖及其制品。患者每天吃水果150～200 g，通常以不超过250 g为宜。在使用泼尼松时，多食水果易使血糖升高。此外，在长期使用免疫抑制剂的情况下，多食单糖或者双糖及其制品，容易诱发药物性糖尿病。

（3）限制胆固醇：因免疫抑制剂可引起高脂血症，可致动脉硬化。故饮食宜清淡，防止油腻，不要食用油煎、油炸食品，且应限制含胆固醇高的食物摄入，如动物内脏、蛋黄、猪蹄、软体鱼、乌贼鱼等。同时需增加含食物纤维高的食物供给，如燕麦片。

（4）忌食提高免疫功能的食物：忌食提高免疫功能食物及保健品，如白木耳、黑木耳、香菇、红枣、蜂王浆及人参等。

（5）注意补钙：免疫抑制剂可抑制肠钙吸收，并增加排出，长期使用可导致骨质疏松，进而产生骨质软化。患者常出现骨和关节疼痛、腰痛、腰酸、小腿抽筋等。含钙食物来源以奶制品为最好，不但含钙高，且吸收率也高。同时增加晒太阳时间，促进维生素D合成，从而促进钙质吸收。

（6）防止体重过重：防止肾移植后期体重增长过快，短期内体重增长过快，影响体内环孢霉素A浓度。术后体重最好能维持在低于标准体重范围内。

（7）注意饮食卫生：因使用免疫抑制剂，导致机体免疫功能低下，故选择食品一定要新鲜。尤其在炎热夏季或免疫抑制剂用量增加，或用冲击剂量时，更应注意食物及餐具的清洁卫生。

16. 术后怎样运动？

不论肾移植患者的年龄、性别或者职业如何，适度的运动都是非常必要的，但要注意避免过度劳累。

（1）规律的运动：术后1个月可以开始散步，6个月后可以骑自行车甚至游泳。

（2）活动要由少至多，慢慢增加，以不感到疲劳为宜。

（3）术后3个月内不能提重物。

（4）注意保护好肾：因移植肾位置表浅，避免挤压和碰撞，不要骑摩托车、踢足球、打橄榄球、打篮球、打排球等。

（5）依个别情况回到学校或工作岗位，要视以下情况而定：①手术后服药的剂量。②工作的形式及性质。③一天的工作中是否有固定的休息。

17. 术后如何自我监测？

（1）体重：坚持每日称体重。每天早上起床后同一时间，穿同样的衣服，大小便解完，测量体重。每天体重增加应少于 1 千克。

（2）尿量：正常尿量 1500~2500 ml/24 h，正常夜尿量少于 750 ml/12 h。如 24 小时尿量少于 1500 ml，则为尿量减少，要寻找原因，检查是否饮水太少或体重增加；少于 500 ml 为少尿。

（3）体温：每天上午、下午在固定时间各测量体温一次，正常人腋窝温度为 36~37℃。注意：量体温前半小时不要进食任何食物，不要饮开水，不要抽烟。

（4）血压：每日早晚固定时间各测一次，测量前休息 10~15 分钟。血压控制在 110~140/80~90 mmHg。

（5）移植肾有无疼痛。

（6）注意呼吸道、消化道及关节、视力等症状。

建议肾移植患者出院后准备以下物品：体温表、体重计、血压计、记录本、房间消毒所需的紫外线灯。

18. 哪些现象提示排异反应？

出现下列情况时，应及时就医，这些可能是移植肾排异的信号：①移植肾区疼痛、刺痛、伸直下肢牵引痛、肿胀；②尿量减少，体重增加；③体温升高；④血压升高；⑤血肌酐、尿素氮升高；⑥不明原因乏力、腹胀、头痛、食欲缺乏、关节酸痛、心跳过速、情绪不稳、烦躁等。

19. 术后多久复查一次？ 复查哪些内容？

肾移植康复出院后须定期进行门诊复查和随访。

建议：①术后 3 个月内，每周复查一次；②术后 3~6 个月，每半个月复查一次；③术后 6~12 个月，每 1 个月复查一次；④术后 2~3 年，每 2 个月复查一次；⑤术后 3 年以上，每 2~3 个月复查一次。

注意若有排异迹象，在调整药物期间及生活中有任何身体不适等，要随时复查。肾移植术后复查内容：血常规、尿常规、血生化、药物浓度（一般查服药前浓度，或遵医嘱化验）。

第四章　肾脏病管理

一、吃喝皆学问——肾病患者饮食管理

　　王大爷最近总是感觉头晕不适，于是去医院测血压，发现血压高达 $180/100\ mmHg$，抽血化验肌酐为 $250\ \mu mol/L$，医生建议王大爷入住肾内科检查。肾内科医生通过检查诊断王大爷为"慢性肾脏病 4 期，高血压病（3 级，很高危）"，告诉王大爷平时饮食要注意低盐。那么问题来了，低盐饮食到底低至多少呢？除了平时吃的盐，还有哪些调料及饮食中含有盐呢？不吃盐是不是更好呢？

1. 低盐是不吃盐吗？

　　肾病患者为什么要低盐饮食？食盐的主要成分是氯化钠，是人体摄入钠的重要途径。对肾病患者来说，过多摄入钠不利于疾病的控制，尤其是对于有水肿、少尿，或合并高血压的患者。

　　把控标准：2016 年的中国膳食指南建议，肾病患者一天不要超过 6 g 盐（约一个啤酒盖）。

　　警惕"隐形盐"！除了煮菜放的盐，还有很多"隐形盐"，比如酱油、鸡精、蛋糕、面条、菠菜、芹菜、空心菜等都含有盐分。

　　如何判断盐的控制效果？可以检测 24 小时尿钠排泄量，若排泄量 $<100\ mmol/24\ h$，则提示盐的摄入量控制得不错。

　　什么是"代盐"？代盐即是常说的低钠盐，是指用一部分别的成分代替钠的咸味，低钠盐是用钾代替钠，其中氯化钾约 30%、氯化钠 70%。肾功能正常者，低钠盐可适用，但不适用于血肌酐升高者。

　　高盐食物举例：咸菜、酱、豆豉、腌制品、咸蛋、酱菜、腐乳等。

2. 你了解高蛋白质吗？

　　20 岁的小闵患了肾病综合征，医生告诉他应该选择优质低蛋白质饮

食。小闵和他的妈妈很疑惑，蛋白质含量都那么低了，为什么还要选择低蛋白质饮食呢？哪些食物的蛋白质含量高？下面我们来看看这让人搞不懂的"蛋白"。

为什么要避免高蛋白质饮食？延缓肾损害的进展与减少尿蛋白质排泄密切相关。高蛋白质饮食会导致蛋白质自尿液中的排泄增加，而蛋白质尿可增加肾小球内高压、高灌注及高滤过，促进肾小球硬化。因此，饮食上过多地摄入蛋白质，会增加肾脏的负担。

不是所有肾病都需要限制蛋白质摄入哦！

肾小球滤过率$<60\,ml/(min \cdot 1.73\,m^2)$，即 CKD3 期及以下，需要限制蛋白质摄入；

肾小球滤过率$>60\,ml/(min \cdot 1.73\,m^2)$，对蛋白质的摄入则不需过多限制。

把控标准：2012 年肾病最权威的 KDIGO 指南规定：蛋白质摄入$>1.3/(kg \cdot d)$则属于高蛋白饮食。举例：身高 165 cm，则标准体重$=165-105$，即 60 kg，那么摄入的蛋白质总量不宜超过$60 \times 1.3 = 78\,g$。

（1）常见高蛋白食物举例：

牲畜的奶：牛奶、羊奶、马奶；

家禽家畜肉：牛、羊、猪、狗、鸡、鸭、鹅、鹌鹑、鸵鸟；

蛋类：鸡蛋、鸭蛋、鹌鹑蛋；

植物蛋白质：如大豆类，包括黄豆、大青豆和黑豆；

干果类：芝麻、瓜子、核桃、杏仁、松子。

（2）日常食物蛋白质含量举例：

50 g 主食（米饭、面条、包子、馒头等）＝4 g 蛋白质

50 g 肉＝9 g 蛋白质

500 g 蔬菜＝5 g 蛋白质

1 个鸡蛋＝7 g 蛋白质

250 ml 奶＝8 g 蛋白质

每 100 g 食物中所含蛋白质的量（g/100 g）：

海参（干）76.5，豆腐皮 50.5，黄豆 36.3，蚕豆 28.2，猪皮 26.4，花生 26.2，鸡肉 21.5，猪肝 21.3，兔肉 21.2，牛肉（瘦）20.3，猪心 19.1，猪血 18.9，鸡肝 18.2，羊肉（瘦）17.3，鲢鱼 17.0，鸭肉 16.5，龙虾 16.4，猪肉（瘦）16.7，莲子 16.6，小麦 15.6，猪肾 15.5，核桃 15.4，鸡蛋 14.7。

3. 什么是优质蛋白质?

前面一节我们知道了为什么肾脏病患者需要低蛋白饮食,了解了哪些食物的蛋白质含量高。除此之外,我们还发现医生让小闵不仅选择低蛋白饮食,还要选择优质低蛋白质饮食?什么是优质蛋白质呢?

(1)优质蛋白质"优"在哪里? 在低蛋白质饮食情况下,如果要保证人体得到充足的营养,就要在控制总量的前提下,提高食物中蛋白质的质量,即摄取优质蛋白质。当食物所含蛋白质中的氨基酸组成越接近人体组成,必需氨基酸的全面吸收率也就越高。

(2)优质蛋白质:往往能够被人体更好地吸收,产生更少的废物,包括肉、奶、蛋、大豆。

(3)优质蛋白质怎么吃?

每天可食用 10～20 g(手掌大小、食指厚度的一块肉约 20 g)。

奶:每天 250 ml 为宜。

蛋:每天 1 个为宜,蛋白质和蛋黄均可食用,烹饪方式随意。

大豆:每天 20 g 为宜,黄豆、青豆、黑豆、豆腐、豆浆则属于大豆制品。

4. 饮食上如何打"钾"?

为什么肾病常常需要限制钾? 肾功能下降到一定程度,肾脏排钾的能力明显下降,导致血钾过高,严重者会导致心脏骤停。

(1)把控标准:查血电解质,提示钾离子浓度偏高时,往往需要限制钾离子的摄入。

(2)高钾食品举例:

主食:土豆、小米、玉米面。

水果:香蕉、杏。

蔬菜:菠菜、藕、苦瓜、芋头、香菇、海带、紫菜。

中药:大部分中药都含有大量的钾,比如当归、蒲公英、陈皮、丹参、黄芪、白芍、肉桂等。

(3)去钾小窍门:可以将蔬菜切成条状或者块状,用水浸泡,或者用开水焯过之后再烹饪。

5. "磷"食虽好，是否也要限量？

从慢性肾脏病 3 期开始，磷入口就需要慎重了。为了更好地限制磷的摄入，我们在日常生活中需要把握好以下几点：

（1）虽然外卖跑得快，最好小手动起来！多做饭，少吃加工食品，少点外卖。

（2）肉汤喝得香，少量才最棒！

（3）坚果当然好，适量会更好！每天一点点坚果，及时收住嘴。

（4）内脏和菌菇，高磷高嘌呤！

6. 痛风患者要注意哪些含嘌呤食物？

从食物中摄取的嘌呤很少能被人体利用，绝大部分会生成尿酸。摄入的食物中含嘌呤越高，产生的尿酸越高。因此，痛风和高尿酸者需要限制嘌呤的摄入。

（1）日常生活中常见的高嘌呤饮食代表：浓汤、啤酒、海鲜、动物内脏。

（2）常见食物嘌呤含量举例：

1）高嘌呤饮食：

动物内脏：家禽家畜肝、心、肠、肾、肺、脑、胰。

豆类及其制品：黄豆、绿豆、蚕豆、豌豆、豆腐、豆腐干、豆浆。

浓汤汤汁：肉汤、鸡汤、鱼汤、火锅汤。

常见水产类：草鱼、鲈鱼、鳝鱼、鲍鱼、鲤鱼。

其他：啤酒。

2）中嘌呤饮食：

蔬菜：菠菜、笋、海带、银耳、青豆、四季豆、豇豆、菜豆。

油脂类及其他：花生、腰果、栗子、芝麻、莲子。

主食：米、面（馒头、面条、面包）、小麦、红薯。

奶制品类：奶粉、鲜牛奶、奶酪、羊奶。

蛋类：鸡蛋、鸭蛋、鹌鹑蛋（嘌呤主要在蛋黄内，蛋白里几乎不含）。

3）低嘌呤饮食：

蔬菜：青菜、芹菜、胡萝卜、黄瓜、茄子、西红柿、花菜。

水果类：可放心食用，大部分水果都是低嘌呤的。

其他：蜂蜜、酱类、瓜子、核桃、榛子、杏仁、黄油、奶油。

7. 肾病患者如何正确饮水？

（1）什么时候少喝水：当肾病患者存在严重水肿或者少尿时，则应限制水的摄入，否则会加重心脏的负担，导致心力衰竭。

（2）如何把握水的"收支平衡"：记录每天的尿量，使每天摄入液体的总量＝尿量＋500 ml。这 500 ml 是为了补偿呼吸、出汗、大便等的失水量。

（3）什么时候多喝水：

感冒：尤其是发热、腹泻的时候，人体会丢失大量的水分，重者会导致肾脏血液灌注不足，加重肾损害。

出汗多：水分丢失太多，一般每天可补充液体量 2 000～2 500 ml。

泌尿系统结石：多喝水不仅可以预防结石的发生，也可以在一定程度上起到治疗效果。

肉眼血尿：此时红细胞管型多，会堵塞肾小管，因而要多喝水。

造影检查：造影检查前后，都要充分地补充水分。

要注意：喝水还是白天好！

8. 伤肾食物有哪些？

（1）阳桃：不仅含有神经毒素，而且有病例报道，阳桃可使正常人出现血尿。

（2）鱼腥草：含有马兜铃内酰胺，有报道称食用此种物质可致肾脏损伤。

（3）小龙虾：有报道称部分人群食用小龙虾可致横纹肌溶解，进而引发肾脏损害。

小贴士

（1）黑色食物补肾吗？

肾虚≠肾病，补肾≠疗肾，黑色食物对于肾病患者来说并不特殊，只是一种健康的日常食物而已，真正的补，在于营养均衡。人体每日所需的碳水化合物、蛋白质、脂肪、维生素、矿物质，相互搭配，互为补充，才是真正的补！

黑豆：属于大豆类，是一种优质蛋白，容易吸收。

黑米：是未经精细加工的糙米，其中的矿物质、维生素含量丰富,尤其是铁和B族维生素。

黑芝麻:属于坚果类,有益于血管健康,但是每天只能吃一小撮(约10g),因为其油脂和磷的含量高。

黑木耳:属于菌菇类,是可以放心食用的健康食物,但是因其磷和钾的含量较高,所以严重肾功能不全合并高钾、高磷者要少吃。这时候就可以用到之前所说的去钾小窍门——沸水焯过几次再烹饪食用。

乌鸡:目前尚没有明确研究证实乌鸡比普通鸡更好,最多是因为生长周期比较长,所以肉质的口感可能会更好些。

(2)肾病患者能吃坚果吗?

坚果不仅好吃,而且含有丰富的维生素E、多种不饱和脂肪酸、B族维生素。可以抗动脉粥样硬化、抗氧化、抗感染。食用坚果对肾病患者的心血管也有一定的保护作用。但不是吃越多越好,因为坚果中也含有较为丰富的蛋白质、钾、磷,尤其是磷,所以,推荐一天的坚果(剥完壳的果仁)摄入量以7～10g为宜。

(3)肾病患者能吃海鲜吗?

海鲜的蛋白质含量丰富,偶尔吃一次是可以的,但不能天天吃,尤其是对海鲜过敏、尿酸高、痛风、肥胖、血肌酐高的患者,对海鲜类食品入口一定要慎重。

以海参为例,其中高含量的蛋白质并不是优质蛋白质,而是胶原蛋白,常常食用反而有损肾脏健康。

(4)高纤维食物对肾脏好吗?

膳食纤维可保持大便通畅,促进毒素排泄,维持人体代谢平衡作用,还可以降血糖、血脂,改善糖耐量。肾功能不全患者可以每日摄入膳食纤维30～40g,以天然食物为好。

高纤食物举例:

谷类:大麦、燕麦、荞麦、高粱、糙米、麦麸、薏米等。

蔬菜:笋类最高,胡萝卜、青豆、豇豆、黄豆芽、韭菜、大蒜苗、黄花菜、香椿、白菜、花菜、芹菜、茭白、莴苣、辣椒等。

水果:火龙果、木瓜、山楂、橄榄等。

(5)做菜加调料需要注意什么呢?

多种香料、胡椒、辣椒、咖喱、葱、大蒜、生姜等对肾脏有刺激作用,避免多食。

(6)简便养肾小食谱

1)冬瓜赤豆粥:冬瓜 500 g、赤豆 30 g。将冬瓜、赤豆加水适量煮汤,不加盐或少加盐,食瓜喝汤,每日 2 次。利小便、消水肿、解热毒、止消渴,适用于急性肾炎水肿尿少者,慢性肾炎脾肾虚寒者不宜食用。

2)青小豆粥:青小豆 500 g,通草 30 g,小麦 500 g。用水 4 000 ml 煮通草至 1 000 ml,去渣取汁后加入淘净的青小豆和小麦中煮粥,至豆、麦皆熟时停火,每日 2～3 次,可作主食服用。健脾养胃、去热利湿,可用于慢性肾炎、肾盂肾炎、肾病综合征引起的水肿腰痛等。

3)鸭肉大蒜汤:野鸭 1 只,大蒜 50 g。将野鸭去毛及内脏,洗净,大蒜去皮放入鸭腹内,一并入砂锅中煮熟,加少许盐调味,食肉饮汤,大补虚劳,可消水肿,适用于慢性肾炎水肿。

4)梨汁饮:雪花梨或大鸭梨若干。将梨洗净切薄片,用凉开水浸泡即可。清热止渴、生津润燥,适用于慢性肾炎的食疗。

二、肾病患者生活管理

1. 肾病患者感冒了怎么办?　如何能更好地预防感冒呢?

肾内科医生经常对患者说的一句话就是:为了避免肾脏病加重,需要避免一些急性加重因素,如感冒、血压不稳等。那么肾病患者应该怎么应对感冒呢?

当身体略感不适,仅仅有轻度鼻塞、流清水鼻涕、肌肉酸痛、乏力等情况时,可以多喝热水(或者生姜煮水),多休息,或者用热水冲服板蓝根、清开灵等药物,可起到早期治疗感冒的作用。

如果症状较重,出现脓鼻涕、咳嗽咳痰、咽痛发热等情况,建议及时到医院就诊。因为感冒多为病毒性感染,抗病毒药(利巴韦林等)一般少用,通常我们只需要对症治疗即可,只有合并细菌感染时才用抗生素。对于一般的细菌性感染,肾内科医生一般不主张输液治疗,口服抗生素即可。如果感冒较重,建议住院治疗。

谨记感冒时不要乱吃药,市场上的很多感冒药均含有解热镇痛药。解热镇痛药物有肾脏损害作用,一般不主张肾病患者使用。

(1)适度运动:有些肾病患者对于"多休息"似乎存在误区,认为生病了就不需要运动了,尤其是患了肾病更不能运动,运动可能会加重肾功能损害。实际上肾病患者通过适当运动能够降低患感冒的概率,避免肾功能的再次损害。适度运动原则记住 4 个字"量力而行"。为了避免运动过度导致不好后果,方便患者把控这个量,肾病患者可以通过自身的喘息程度及疲劳感把控,分为三个级别:轻度喘息、疲劳;中等轻度喘息、疲劳;重度喘息、疲劳(呼吸困难)。每位肾病患者产生疲劳感的程度不同,可能选择不同,但建议都保持在中等强度更好,能够更加锻炼身体,起到作用。每天30 分钟的中等程度运动不会加重肾病,而能增强体质。

(2)多休息、少熬夜:熬夜不仅带来的是睡眠不足,也会令免疫力下降。此时,作为肾病患者就必须注意,熬夜对肾病的影响是非常大的。原因在于:熬夜后,常常人们会感觉到颇为疲劳,但肾病患者在劳累时往往面临复发或是急性发作的危险。同时,熬夜后带来的不仅仅是睡眠不足的问题,还容易引起免疫力下降,而免疫力下降常常会导致肾病的复发,这一点恐怕是肾病患者最不愿见到的事情。在肾病治疗期间,肾病患者应保证足够的休息时间,并尽可能的卧床休息;否则,熬夜所带来的后果,往往会令患者陷入病情进展的危机之中。

(3)保持好心情:其实人的心情好坏在一定程度上会影响自身免疫力。当心情不好、人不愉快的时候,在不知不觉中,你的身体免疫力有所降低,因此很容易感冒。因此肾病患者要注意身体,保持好心情。

(4)均衡饮食:营养不良可增加感染的风险,肾内科医生说的低盐、低脂、低蛋白饮食,不是让你不吃盐、不吃肉,是要少吃。

(5)加衣保暖:要及时了解寒温的变化,了解天气预报,避免感受风寒,天气变凉或有寒流时要及时添加衣被。不到公共场所及空气污浊的环境中去,避免受到传染。

2. 肾病患者可以工作吗?

肾病需要"养",但是不代表不能工作。工作是自我价值的体现,能很好地减少患者焦虑和抑郁情绪的发生,但是不能劳累。工作应尽量满足以下要求:不熬夜,保证7～8小时的夜间睡眠;三餐规律;体力消耗一般。工作期间,患者如果感觉累了就歇歇。

(1)适合工作举例:文秘、财务管理、图书管理、教学等。

(2)不适合工作举例:医护人员、警察、运输人员、清洁人员等。

3. 肾病患者应该运动吗?

生命在于运动,已经成为人类的共识、健康的法宝。在人们日益追求生活质量、人类健康问题日益突出的今天,肾病患者应该运动吗?答案是肯定的,事实上许多肾病患者已经加入到运动大军中去了,并且已经从运动中受益。坚持运动可以增强机体抵御外界不良因素侵袭的能力,增强机体自身的生命力。正如俗话所说,"生命在于运动"。无病的人通过运动能够增进健康,有病的人通过运动能够促进康复。对于肾病患者来说,只要积极地参加运动锻炼,就能有助于肾病的康复和治疗。

从病理角度看,无论何种肾病,都存在着程度不等的血液循环障碍,表现为血液黏稠增大、血流缓慢、肾脏血流量减少等,这些都可能加重肾脏损伤。而适当的运动锻炼可以改善机体的血液循环,有利于病变肾脏的修复。

目前有很多患者缺乏运动易致体质减弱、肌肉萎缩,死亡率增加。运动疗法能改善心血管功能,有助于控制高血压和糖尿病患者血糖,增强血液透析效率,提高生活质量。原则上采取频率适当、强度适合的有氧运动和抗阻运动相结合的运动疗法对患者有益。由于大多数慢性肾病患者都伴有心血管疾病,因此应首先进行全面的评估,包括运动能力、心血管危险因素、身体功能等,必要时进行运动试验和心肺功能试验,然后再制订个体化的运动方案。

一般来说,每周3次或3次以上的低至中等强度的有氧运动对慢性肾病患者是安全有效的。运动形式以步行、踏车等为主,运动强度和运动持续时间都应注意循序渐进。

4. 为什么肾病患者一定要戒烟?

香烟中的尼古丁会使肾脏的血管变硬,加重病情。而且肾病的多种并发症,如血脂异常、高磷血症、糖耐量异常等,都与吸烟有关。所以,吸烟对肾病患者的危害也是很大的。

5. 肾病患者可以喝酒吗？

适量饮酒,尤其是红葡萄酒,可降低心血管疾病的危险性,抑制某些肿瘤的生长,以及降低老年痴呆的危险性。但酒是一把双刃剑,喝多了会造成肝脏损伤、痛风等疾病。

2016 年中国居民膳食指南提出:以酒精量计算,一般成年男女一天内,男性摄入酒精不能超过 25 g,女性摄入酒精不超过 15 g。

但是如果对酒精过敏、血脂高、尿酸高、肝脏有问题,则应避免饮酒。

6. 慢性肾病患者可以有性生活吗？

性生活当然可以有,要以心情愉悦为目的,适度即可。适度的性生活是夫妻生活的润滑剂。可以增进夫妻感情,保持身心愉悦,使患者心情开朗,不被病情压抑,对于疾病的治疗、恢复和预后都有积极的帮助。

7. 肾病患者如何睡个好觉？

保证每晚 7～8 小时睡眠,在固定的睡眠时间前半小时就开始做睡眠准备,不要进食及饮用刺激性饮料,避免情绪过度激动、过度娱乐与言谈,保证心情的平稳与安适。

8. 肾病患者有哪些不良习惯要避免？

(1)经常憋尿:憋尿是肾脏的"隐形杀手"。经常憋尿,尿液在膀胱里时间长了会繁殖细菌,细菌经输尿管逆行到肾,导致尿路感染和肾盂肾炎。一旦反复发作,会引发慢性感染,不易治愈。

(2)饮水过少:尿量正常,无明显水肿的患者,除一日三餐外,需饮用一定量的水(1 000～2 000 ml)。多喝水可以稀释尿液,促进废物和毒素的充分排出。长期不喝水尿量会减少,临床上常见的肾结石和肾积水等都与长时间不喝水密切相关。

(3)饮料过度:过多饮用碳酸饮料、功能性饮料、果汁饮料等均对肾脏有不同程度的损害,比如每天喝两杯以上的可乐,引发慢性肾脏病的概率就高出 2 倍。原因:

1)减少骨骼中的钙质,容易造成钙离子在肾脏中与尿液中的其他物质反应形成不能溶解的沉淀物,进而形成肾结石。

2)含有磷酸,对于肾功能不好的人来说,磷不容易排出去,会加重钙磷紊乱。

(4)大吃大喝:吃大量的高蛋白质饮食,如大鱼、大肉等,会产生过多的尿酸和尿素氮等代谢废物,加重肾脏排泄负担。而大量饮酒容易导致高尿酸血症,这些习惯同时可引起高脂血症等代谢疾病,引发肾脏疾病。

(5)饮食太咸:长期高盐饮食可导致肾脏疾病以及心脑血管疾病、糖尿病、高血压等。大约80%的肾脏病患者,也是高血压患者。而这种肾脏病合并高血压中的80%是容量依赖型高血压,即患者体内钠离子浓度过高。这是因为钠离子可以留住水,医学上叫"钠水潴留"。因此,所有的肾脏病患者都应选择低盐饮食。

(6)不吃盐:肾内科医生跟你说低盐、低脂、低蛋白饮食,不是让你不吃盐、不吃肉,盐含有人体必需的电解质成分,长期不吃盐会导致电解质紊乱,严重者会导致死亡。

(7)乱服药物:长期服用有肾毒性的药物很容易导致肾脏损害。这些药物包括含有马兜铃酸成分的中草药,如关木通、广防己、青木香等,还有非甾体类抗炎药、抗生素等,如索米痛、对乙酰氨基酚等,容易引起肾损害。药物滥用引起的肾脏损害近年来呈明显上升趋势,约25%的肾衰患者与使用肾毒性药物有关。

(8)蛋白粉过量:常吃高蛋白质的食物,不良的生活习惯,会让肾脏的负担越来越沉重。蛋白质的确是人体中不可缺少的元素,但这只是针对营养不良的人群。成功人士平时在生活中应酬不断,过多的蛋白质摄入在代谢过程中无形加重了肾脏负担。肾脏长期高负荷运作,结局就可能是"累"病了。

(9)女性爱生气:女性自身的生理结构和性格因素是引起肾病的主要原因。女性的免疫力相对男性要低,一些自身免疫性疾病,如红斑狼疮、皮肌炎等,在中青年女性中发病最多。随着现代社会环境的变化,这种免疫类疾病日渐高发。当免疫系统受到损害后,肾脏也不可避免地受到损害。同时女性天生敏感的神经让她们时常深陷在困顿中无法自拔,压力的加重、心情的抑郁,机体的免疫力也受到影响,肾脏可能因之出现亏损。

(10)经常熬夜:长期熬夜、工作压力大、爱喝浓茶和咖啡,很容易出现肾功能问题。白领每天工作与电脑打交道,长时间坐在电脑旁工作,缺乏运动，长期加班、熬夜、失眠，这些人群都是肾病容易侵袭的重点对象。肾病专家提醒工作忙的白领要注意休息，如果出现一些症状如面部水肿、身体乏力、长期贫血、腰痛等，应及早就医检查。

9. 肾病患者为什么要保持良好心态？

在患上慢性肾病后，多数患者会出现沮丧、焦虑、紧张、忧虑、抑郁等情绪，甚至对生活丧失信心等。心情烦闷、精神紧张或情绪激动时，会导致内分泌紊乱，各种激素分泌失调，影响血压，从而加重肾脏负担，引起病情加重。因此，肾病患者应学会进行自我心理调整，保持心情舒畅和情绪稳定。

进行心理调节可以从以下两点着手：

（1）正确认识疾病，减轻心理压力。其实，肾脏疾病有多种，并不是都会发展到肾衰竭，可以请教医师或参照有关肾脏病方面的科普读物，积极配合医师进行治疗。即使出现了肾功能不全也不必惊慌，首先应重视自己的疾病，了解肾功能不全处于何种阶段。如果肾功能不全，代偿期则是早期，仍属轻症，治疗效果较好；如果是肾衰竭患者，只要积极治疗，采用中西医结合治疗，多数也能达到控制病情、改善肾功能的良好效果；反之，消极悲观、坐以待毙是无济于事的。由于肾脏病病程较长，且易于反复，部分患者不能坚持治疗，情绪急躁，这对于治疗是十分不利的。因此，需坚持长期治疗才能取得良好效果；反之治治停停、听信虚假广告盲目乱投医，结果往往事与愿违。

（2）树立战胜疾病的坚定信念。疾病对于任何人来说都是人生道路上的一次磨难，我们应当积极地正视这一客观事实，绝对不能被疾病所吓倒，它也是对每一个人意志与能力的一次考验。肾脏病患者应树立起战胜疾病的信心，保持乐观豁达的良好情绪，积极配合医师进行治疗，只有这样才能取得良好的治疗效果。患者之间的交流在一定程度上也能减轻彼此的不安心理。调畅情志的方法有很多，如听轻音乐、散步、聊天等都可以，重要的是使自己保持心态平和，对待事情能够权衡利弊，做出正确的选择。做自己的心理医生。

肾脏病患者必须要把情绪完全表达出来，这是非常重要的。大部分的患者，都不容易把内心的感受表达出来，这样会导致情绪低落、忧郁，甚至失去人生的目标。有些患者觉得对家庭而言自己是负担，而不愿意把内心的想法与家人交流。事实上不管是家人或是所有的医护人员，都乐意倾听你的想法。如果你能够把你内心的所有想法表达出来,包括生气、发怒、苦恼或是失落感,倾诉给你的家人或是医护人员,可避免发展为抑郁症。

10. 如何做合格的肾病患者家属?

家中有人患了慢性肾病,家属担心是人之常情。当患者病情较重时,医生一般会对家属如实相告,对患者隐瞒病情的严重程度。在这时患者家属要控制自己的情绪,不要把自己的不良情绪影响患者,给患者以精神支持,为患者创造一个良好的治疗休养环境。

患者可能因疾病引起生活上的改变,家属应该做到:

(1)保持积极的态度,配合医生的治疗,充分理解患者,不埋怨、不抱怨。

(2)尽量说服患者按照治疗方案的要求饮食,鼓励患者树立与疾病长期作战的决心;同时按照饮食要求和患者的口味,尽可能做出多种多样、患者爱吃有营养的饭菜。

(3)努力解决患者的思想问题,做好患者的心理治疗工作,帮助肾病患者疏导沮丧、焦虑、紧张、忧虑、抑郁等情绪。

(4)督促患者按时吃药和复查,不要听信谣传,乱投医,以免延误治疗。

三、病急切勿乱吃药

1. 为什么肾脏易发生药源性肾损害?

(1)肾脏血流丰富,其血流量占心输出量的 $20\% \sim 25\%$,每 100 g 肾组织接纳血液约 350 ml/min,因此进入肾脏的药物量相对较大,受药物毒性作用影响也大。肾耗氧量大、组织代谢率高,缺血缺氧时易受到损伤,对药物肾毒性的易感性较高。

(2)肾内多种酶作用活跃,一些酶将药物(如对乙酰氨基酚、非那西丁等)降解为有毒性产物。

(3)肾髓质中逆流浓缩系统的作用:肾脏的逆流倍增机制,使肾小管中药物浓度随小管液的浓缩大大升高,易受损伤。肾小管上皮细胞表面积大,与药物接触机会多,肾小球毛细血管内皮面积大,抗原-抗体复合物沉积机会多。因为肾小管的重吸收功能,药物可能在肾组织蓄积。

2. 尿路感染、感冒发热者可以随便吃点药吗?

刘女士一周以来感觉尿频、尿急、尿痛、腰酸不适,到医院一查小便,尿中含有大量的细菌和白细胞。

李先生半年前被诊断为"慢性肾小球肾炎",几乎每次感冒,肉眼血尿就会出现,尿蛋白也会升高。他听说许多原发或继发肾病综合征的患者,经常长期服用糖皮质激素和/或免疫抑制剂,使自身抵抗力下降,容易感染。

他们不约而同地来到药店,告诉药店工作人员:"随便拿点感冒药、消炎药!"那么,感冒药、消炎药可以随便吃吗?

常用的抗生素有以下几类:

(1)氨基糖苷类:代表药物有依替米星、阿米卡星、庆大霉素、链霉素、卡那霉素、新霉素、妥布霉素。

氨基糖苷类药物在体内绝大部分以原形从肾脏排出,易导致急性肾小管坏死。氨基糖苷类抗生素中以新霉素造成肾损害最重,庆大霉素的损害也较明显。这类抗生素的肾毒性比较大,不能随便滥用。

(2)头孢和青霉素类:青霉素类药因过敏反应会造成急性间质性肾炎,服用前首先要明确自己有无过敏史。

第一代头孢菌素:头孢噻吩、头孢噻啶、头孢氨苄、头孢羟氨苄。

第二代头孢菌素:头孢孟多、头孢西丁、头孢呋辛、头孢美唑。

第三代头孢菌素:头孢噻肟、头孢曲松、头孢他啶、头孢哌酮、头孢地尼。

第一代头孢菌素类药物肾毒性最大,第二代头孢菌素类药物以及随后的几代肾毒性依次减小,无头孢类药物过敏史的患者可以合理使用二代或三代头孢药物来应对细菌感染。

(3)糖肽类抗生素:万古霉素有明显的肾毒性,肾功能一旦损害,即便及时停药,肾损害常常不能完全恢复。这类药物可以增加氨基糖苷类的肾毒性。合并使用氨基糖苷类抗生素、环孢霉素 A、两性毒素 B 等药时要慎重,尤其应小心慎用呋塞米。

(4)喹诺酮类药:常见的药物有诺氟沙星、氧氟沙星、培氟沙星、依诺沙星、环丙沙星、莫西沙星。

喹诺酮类抗生素也是我们常用于泌尿道感染的药物,部分患者在服用该类药物时可出现轻度的肾毒性反应。患者血肌酐轻度升高,可出现蛋白尿。患者在服用时可以对上述指标进行检查。请注意,孕妇和18岁以下的青少年不能服用喹诺酮药物。

(5)磺胺类药物:代表药物有磺胺嘧啶、磺胺甲恶唑。

磺胺类药物易出现结晶,磺胺结晶引起的梗阻性肾病,可刺激尿路黏膜,产生血尿、肾绞痛,甚至急性肾衰竭。尤其有肾结石病史的患者,要谨慎使用。

(6)克林霉素:根据国家食品药品监督管理局的药物不良反应信息通报显示,克林霉素注射剂导致的泌尿系统损害占其总不良反应的前三位,可表现为血尿、急性肾损伤,多数与用药剂量和浓度相关。

(7)感冒药和退烧药:非甾体抗炎药是一类用于解热镇痛和抗炎的药物,其导致的肾损害主要表现为急性间质性肾炎,可伴有肾病综合征,通常在用药的3~7天出现血清肌酐的升高。

临床上经常有滥用感冒药而出现急性肾损伤甚至肾衰竭的病例。我们比较常用的感冒药大多含有对乙酰氨基酚(扑热息痛)、双氯酚酸钠、布洛芬、阿司匹林,这些都是解热镇痛药,具有不同程度的肝肾毒性,可能导致肝肾功能损伤。肾病患者用感冒药前应该看清楚成分,尽量避免使用含这类成分的感冒药。

3. 降压药猛如虎?

老张今年50岁,去医院检查血压为160/100 mmHg,于是到医院肾内科和心内科复查,三次复查显示血压均高于正常范围140/90 mmHg。医生建议他规律服用降压药,定期复查。老张拿着药回到家,思考了半天,把药扔在了角落。他觉得自己没有任何不适,只是血压高一点,不需要天天吃药。他这样做对吗?

"降压药伤身体""降压药有依赖性,以后想停药停不了",很多患者都心存侥幸心理,觉得没有特别不舒服,就拒绝服用降压药。事实上高血压本身是慢性病,如果无法通过减肥、运动、低盐饮食等方法控制高血压,就需要长期服用药物,长期管理,把血压控制在一个正常范围以内。所以我们不是因为依赖而长期服用降压药,而是病情本身需要。高血压可导致肾脏血管小动脉肥厚、变性,使肾小球、肾小管缺血,从而导致肾功能损害。高血压已成为尿毒症第三大原因,所以规律服用降压药对肾病患者或有肾病风险的患者尤为重要。

常用的降压药一般可分为五大类：

（1）利尿剂：主要是"噻嗪"类药，如氢氯噻嗪等，主要适用于排尿异常并伴有水肿表现的患者。另外，还有呋塞米，对于噻嗪类药物无效时，呋塞米则可能有效。但长期使用或不对症地使用利尿剂，可能导致体内微量元素的过度排泄，造成人体内电解质的紊乱。

（2）β受体阻滞剂：如美托洛尔、比索洛尔等，主要有抑制兴奋、镇静的作用，适用于容易紧张、焦虑、心率过快、高血压伴心绞痛、心肌梗死、心力衰竭、快速心律失常、青光眼等患者（总的来说，要以过度兴奋、紧张等表现作为用药的依据），但对于哮喘或周围血管病的患者则不要使用该类药物，同时该类药物还会影响糖脂代谢，可增加糖尿病发病风险。

（3）α受体阻滞剂：如哌唑嗪，主要有强心、兴奋神经的作用，较适用于有前列腺增生或脂质代谢紊乱的老年患者。从其作用、效果上看，α受体阻滞剂与β受体阻滞剂刚好相反，前者是致兴奋的，后者则是抑制兴奋的，所以β受体阻滞剂适用于心动过速、紧张兴奋的患者，而α受体阻滞剂则正好相反，适用于心动过缓患者。使用时应注意观测体位性低血压的症状出现。

（4）钙拮抗剂：主要是"地平"类药，如氨氯地平、硝苯地平、尼群地平等。

（5）血管紧张素抑制剂：

1）血管紧张素转换酶抑制剂（ACEI）：如依那普利、雷米普利、卡托普利等。

常见副作用：引起咳嗽、血管性水肿。

2）血管紧张素Ⅱ受体阻断剂（ARB）：主要是"沙坦"类药，如缬沙坦、氯沙坦、坎地沙坦、厄贝沙坦等。

4. 血压不高，为什么要用降压药？

小李今年 24 岁，前阵子到医院查尿常规，提示尿蛋白＋＋＋，24 小时尿蛋白定量 0.96 g，血压在 130/80 mmHg，多次复查均未缓解。医生建议他住院，住院后肾穿刺检查病理提示为 IgA 肾病。医生建议小李服用 ACEI/ARB 药物，小李上网查到这是降压药物，表示很困惑："我血压又不高，为什么要吃降压药？"

肾病患者中很多人的尿蛋白是持续存在的,持续的尿蛋白不断地破坏着肾脏的结构,是损害肾功能的罪魁祸首,把 24 小时尿蛋白下降到 0.5 g甚至 0.3 g 以下,对肾功能的保护尤为重要。

ACEI/ARB 均可以通过作用于肾素-血管紧张素-醛固酮系统(RAAS)改善肾脏血流动力学,有效降低尿蛋白排泄,改善高血压患者的预后。RASI 在减少甚至逆转白蛋白尿方面优于其他降压药物。ACEI/ARB 与高血压合并白蛋白尿患者的心血管疾病发病率和死亡率降低相关。

那么服用这些药物时需要注意哪些呢?

(1)低血压:这类药的剂量越大,降尿蛋白的效果越好,同时降血压的效果也就越好。因此使用该类药物时需要密切监测血压,尤其在腹泻、剧烈呕吐、脱水等情况下更应注意,根据血压情况调整用药剂量。

(2)血肌酐升高:由于这类药可以影响肾脏的血供,从而导致血肌酐的波动,因此在准备服用此类药物时,需要严格掌握适应证与禁忌证,同时在使用过程中密切监控肾功能。如果肌酐上升小于 30%,可以在严密监测下使用;如果血肌酐上升幅度在 30%～50%,应该减量服用;如果上升幅度大于 50% 需要立即服用,并继续监测血肌酐变化。

(3)高钾血症:如果出现血钾升高,需要暂停服用,减少水果、蔬菜等高钾食物的服用,同时至医院就诊,纠正血钾后由医生决定是否继续使用该类药物。

准备怀孕的肾病患者、双侧肾动脉狭窄、血管神经性水肿及肾功能本身存在严重损害时也不能服用该类药物。此外,普利类药物可引起干咳,如有基础疾病或服用后难以耐受,可以更换为沙坦类药物。

5. 水肿了就吃利尿剂?

孙大哥两年前被查出肾病综合征,刚开始非常重视,但渐渐就马虎下来,觉得去医院就诊太麻烦,就自己上网查阅资料,经查阅发现利尿剂可以降压消肿,于是就去药店买点利尿剂随时服用。同时孙大哥发现每次吃完利尿剂后水肿好了,血压也正常了,于是更相信利尿剂了,再也不去医院复诊了。没过几个月孙大哥发现自己的水肿越来越难控制了,而且出现了头晕、心慌、乏力等不适,到医院一查发现血白蛋白更低了,且出现了低钾、低钠、血压低的情况。看来利尿剂也不能随意吃,下面我们来看看利尿剂该怎么使用呢?

临床上根据利尿效能将其划分为高效能、中效能和低效能3个等级：

①高效能利尿剂：又称髓襻利尿剂，最常用的是托拉塞米、呋塞米；②中效能利尿剂：最常用的是噻嗪类利尿剂，如氢氯噻嗪；③低效能利尿剂：又称潴钾利尿剂，常与噻嗪类药物联合应用，一方面增加噻嗪类疗效，另一方面减少钾的排出，有螺内酯（又称安体舒通）、氨苯蝶啶等。

不同类型的利尿剂有不同的特点，也带来不同的副作用：螺内酯保钾，因此高钾血症是最重要的并发症；大剂量呋塞米可导致严重的电解质紊乱（低钾、低钠血症）和代谢性碱中毒，应谨慎使用；过度利尿也会导致血管内容量缺失，进一步引起肾功能异常。对于肾功能异常，肌酐清除率小于30 ml/min的患者，噻嗪类利尿剂无效，不宜使用。在使用利尿剂期间应监测体重、血肌酐、血钾等生化指标及24小时尿钠排出量的变化，以指导利尿剂剂量的调整，避免引起严重的电解质紊乱和肾功能损害，其中襻利尿剂中托拉塞米降钾功能最弱，且不受食物影响，优于呋塞米。

综上所述，利尿剂的使用应该根据患者的临床情况及检查结果，选择合适的种类及剂型，且不可随意使用。

6. 消化科的"神药"，适用于肾病患者吗？

张大哥患慢性肾病多年了，经常感觉到胃部等不适。经打听，奥美拉唑治疗胃病有效，就决定去买点奥美拉唑长期服用。

奥美拉唑等"拉唑"类药物现在已经成为家庭常备药，它能够抑制胃酸分泌，预防或治疗消化道各种各样的疾病，堪称消化科的"神药"。

然而，最近不断有研究显示"拉唑"类药物与慢性肾脏病恶化，以及增加尿毒症风险有关。也有研究发现，使用"拉唑"类的患者明显比使用"替丁"类药物的患者发生慢性肾病、肾功能下降、血肌酐倍增、尿毒症的风险更高。

所以，针对肾脏病患者，不能将奥美拉唑当成普通的护胃药，要当心诱发加重肾功能减退。如确实需要服用奥美拉唑类药物治疗消化科疾病和预防消化道出血时，请密切监测肾脏功能。如发现肾功能异常，请在消化科医生和肾内科医生的共同管理下治疗。

7. 造影剂和肾相关吗？

老周在体检时发现问题，医生建议他做增强CT、血管造影。老周打听

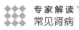
到造影剂伤肾,遂来肾脏内科进行咨询。

造影剂肾病占医院获得性急性肾损伤的19%,接受造影剂者血清肌酐通常在24小时内升高,96小时达峰值,一般7～10天后恢复到基础值。但也有报道,肾功能在1～3周呈进行性下降,然后恢复到基础值。大多数患者肾功能可自然恢复,10%的患者需要透析治疗,不可逆肾衰竭者少见。

造影剂肾病的发病机制尚不明确,目前认为可能与以下机制有关:①造影剂进入血管,可造成持久的肾内血管收缩、肾髓质缺血缺氧,并导致肾小球滤过率下降;②造影剂对系膜细胞具有直接损害作用,造成肾小管细胞极性破坏以及细胞凋亡。

目前国内外已有造影剂及危险因素等相关报道,报道中造影剂肾病的高危因素包括高龄、合并慢性肾脏病、糖尿病、应用肾毒性药物、血容量不足、充血性心力衰竭以及使用大剂量造影剂或高渗离子型造影剂等。高龄患者随着年龄的增加,肾单位进行性减少、肾脏储备代偿功能减弱,再加以存在慢性肾脏疾病,在受到造影剂的刺激后更加容易发生CIN;合并心力衰竭、低血压、心肌梗死和糖尿病的患者受到基础疾病的影响,在接受PCI治疗前多已存在肾小球灌注不足,这也直接增加了CIN的发生风险;造影剂用量增加会加重肾脏负担,进而引起CIN的发生。

可以通过以下方法预防造影剂肾病的发生:选用非离子型造影剂;最小造影剂用量;经静脉应用造影剂;充分水化;造影前至少提前一天停用肾毒性药物;两次造影间隔最好大于14天。

造影剂应用比较专业,患者也不存在自行使用的问题,需要注意的就是在使用之前需经肾脏病专业医生进行评估指导。

8. 单方偏方能治肾病吗?

钱先生患慢性肾脏病久治不愈,逐渐失去耐心,听老家人说村里有个老中医,专治肾病,而且用的全是中草药,调理身体无毒副作用,于是他决定去就诊。

我国1988年颁布的《医疗用毒性药品管理办法》中已明确规定的毒性中药品种共28种,包括:砒石、砒霜、水银、生马钱子、生川乌、生草乌、生白附子、生附子、生半夏、生南星、生巴豆、斑蝥、红娘虫、青娘虫、生甘遂、生狼毒、生藤黄、生千金子、生天仙子、闹阳花、雪上枝蒿、红升丹、白降丹、蟾酥、洋金花、红粉、轻粉、雄黄。

导致肾小管间质毒性的有：苍耳子、鸦胆子、白果、蓖麻子、马钱子、雷公藤、斑蝥、鱼胆、铅粉、商陆、雄黄、轻粉、朱砂、木通、泽泻、山慈姑、川楝子、汉防己等。

大剂量使用商陆、臭梧桐、瓜蒂、山慈姑等可导致剧烈呕吐和腹泻，发展为血容量降低、肾缺血致肾小管上皮细胞坏死。

厚朴、汉防己、马兜铃等可致间质性肾炎。

导致肾小球毒性的有雄黄、斑蝥、雷公藤、桂皮、防己、松节、苍耳子、麻子、牵牛子等。

过去 20 年，我国关于中药肾毒性有大量的基础研究，其中研究最多的肾毒性成分是马兜铃酸和生物碱。

中草药毒性常见的原因是：

（1）中药本身毒性：某些中药本身存在一定的毒性，尤其以矿物药毒性最大，如朱砂含硫化汞、雄黄含硫化砷、砒霜含三氧化二砷、水银含汞、密陀僧含铅粉、硼砂含四硼酸盐等，因此在使用中药时应重视中药的辨证论治、配伍方法、给药途径，只有趋利避害，才能保证人体用药安全。

（2）中药剂量过大：在正确的范围内使用中药，患者病情可控，疾病治愈，而剂量过大就会产生危害甚至危及生命。

（3）中药材混淆导致毒性：中药的名称、药性、性状十分复杂，对此辨识不清可能会导致用药不当，影响药效以及产生严重的副作用，因此对从业人员的要求很高。其他诸如药材炮制不当、中药配伍不合理、患者体质因素均可能导致肾脏的药物损害。

所以，肾病患者对于服用中草药的态度一定要慎之又慎。更要避免中草药过量和长期使用，在继承传统中药的安全用药思想的同时，吸纳现代药学安全警戒思想，做到合理用药，避免或减少中药不良反应的发生；同时在使用过程中注意监测副作用，如肾功能、尿检、过敏反应。

9. 除常用药物外，还有哪些治疗肾病的药物？

肾脏是机体血流量较大的器官，血液中的毒物可迅速到达肾脏，肾脏对尿液的浓缩功能又能进一步提高肾脏细胞和肾小管腔内毒物的浓度，多数药物吸收后，主要经肾小球滤过、近曲小管分泌、远曲小管重吸收和小管上皮细胞降解等代谢过程排出体外，所以许多药物都具有肾脏毒性。

除上述药物外，环孢素是目前器官移植及治疗其他免疫性疾病广泛使用的免疫抑制剂,也常应用于肾病综合征等肾病的治疗中,肾毒性是限制其临床应用的主要副作用,10%～40%的服用者出现肾毒性。类似的如他克莫司在治疗期间都会出现肾功能异常(血肌酐、尿素氮升高,尿量减少),应避免与肾毒性药物联用。

其他包括治疗真菌的两性霉素 B(收缩肾血管导致肾功能急剧下降)、治疗病毒感染的阿昔洛韦(急性肾小管坏死或急性间质性肾炎,停药后积极治疗预后良好)、抗肿瘤药物顺铂、肠道清洁剂磷酸盐等都可能引起肾功能的损害,尤其是在多种肾毒性药物的同时使用可能会增加药物使用的风险,所以肾病患者在使用这些药物时,应咨询肾脏病专科与相关学科医生的意见,尽量避免或选择其他药物替代。必须使用时,也要密切随诊,复查相关指标,以免造成不可避免的肾脏损伤。切勿马虎大意,须知药从口入,病也从口入。